Resolviendo el Rompecabezas de la Adicción y la Salud Mental

Max R. Schmidt

RESOLVIENDO EL ROMPECABEZAS DE LA ADICCIÓN Y LA SALUD MENTAL

Con fundamento en los artículos 2,208,209 fracción III y 211 de la Ley Federal del Derecho de Autor, artículos 64, 103 fracción IV y 104 del Reglamento de la Ley Federal del Derecho de Autor, artículos 1, 3 fracción 1,4, 8 fracción I y 9 del Reglamento Interior del Instituto Nacional del Derecho de Autor, se expide el presente certificado.

Número de registro 03-2015-013011572400-01

DOCE PASOS EDITORES

Facebook.com/El-Libro-Grande
twitter: @maxerlin
www.maxrschmidt.net

Tel: +52 (55) 5635-1831
Correo electrónico:
maxrschmidt@hotmail.com

TABLA DEL CONTENIDO

9

11

12

13

15

Prefacio

Cómo la ciencia ha revolucionado el concepto de la drogadicción

Durante gran parte del siglo pasado, los científicos que estudiaban el abuso de drogas trabajaban a la sombra de poderosos mitos y conceptos erróneos acerca de la naturaleza de la adicción. Cuando los científicos comenzaron a estudiar el comportamiento adictivo en la década de 1930, se pensaba que las personas adictas a las drogas carecían de moral y de fuerza de voluntad. Estos puntos de vista moldearon las respuestas de la sociedad ante el abuso de drogas, tratándolo más como un fracaso moral que como un problema de salud, lo que llevó a poner énfasis en el castigo y no en la prevención y el tratamiento. Hoy en día, gracias a la ciencia, nuestros puntos de vista y nuestras respuestas ante las adicciones y otros trastornos causados por el consumo de sustancias han cambiado drásticamente. Los innovadores descubrimientos sobre el cerebro han revolucionado nuestra comprensión del consumo compulsivo de drogas, lo que nos permite abordar el problema de manera eficaz.

Como resultado de la investigación científica, sabemos que la adicción es una enfermedad que afecta el cerebro y la conducta. Hemos identificado muchos de los factores biológicos y ambientales y estamos comenzando a investigar las variaciones genéticas que contribuyen al desarrollo y al avance de la enfermedad. Los científicos usan estos conocimientos para desarrollar enfoques eficaces de prevención y tratamiento que reduzcan el impacto negativo que el abuso de drogas causa en individuos, familias y comunidades.

A pesar de estos avances, muchos hoy en día no entienden por qué las personas se vuelven adictas a las drogas ni de qué manera estas modifican el cerebro, propiciando su consumo compulsivo. Este folleto tiene como objetivo cubrir ese vacío de conocimiento, proporcionando información científica acerca de la enfermedad de la drogadicción. Esto incluye las numerosas consecuencias nocivas del abuso de drogas y los enfoques básicos que se han desarrollado para prevenir y tratar los trastornos ocasionados por el consumo de sustancias. En el Instituto Nacional sobre el Abuso de Drogas (NIDA), creemos que una mayor comprensión de los conceptos básicos de la adicción posibilitará que la gente tome decisiones informadas en sus vidas, adopte políticas y programas basados en la ciencia que reduzcan el consumo y la adicción a las drogas en sus comunidades, y apoyen la investigación científica, que permitirá mejorar el bienestar de la nación.

Dra. Nora D. Volkow
Directora del
Instituto Nacional sobre el Abuso de Drogas[1]

---

[1] Las drogas, el cerebro y el comportamiento, La Ciencia de la Adicción, National Institute on Drug Abuse Pub N.º 15-5605(S) del centro de Institutos Nacionales de Salud (National Institutes of Health, NIH)

Introducción

Los trastornos del uso del alcohol y las enfermedades mentales, a menudo, se producen al mismo tiempo. Las personas con problemas de salud mental son más propensas al abuso del alcohol. Además, las personas que abusan del alcohol son más propensas a tener una enfermedad mental. De acuerdo con la Alianza Nacional de Enfermedades Mentales (National Alliance on Mental Illness):

- Casi el 50% de las personas con trastornos mentales graves se ven afectadas por el abuso del alcohol o de las drogas.
- El 37% de las personas que abusan del alcohol también tienen, por lo menos, una enfermedad mental grave.

Cuando una persona abusa del alcohol y tiene una enfermedad mental, se dice que tiene un trastorno concomitante. Desafortunadamente, la mayoría de las personas no se dan cuenta de esto y sufren cuando no es necesario. Muchas tratan de que los síntomas desaparezcan bebiendo más alcohol o usando drogas ilegales.

Automedicación

La ansiedad y la depresión son las formas más comunes de enfermedad mental. Muchas personas con depresión y ansiedad usan el alcohol para sentirse mejor. El alcohol afecta la misma parte del cerebro que controla nuestros estados de ánimo. Cuando una persona deprimida o ansiosa bebe, se siente mejor. Sin embargo, esto solo dura un período breve. Luego de que desaparece el efecto del alcohol, generalmente, se siente peor. Por lo tanto, bebe nuevamente y el ciclo autodestructivo continúa.

Signos comunes de depresión

- Sentimientos de desamparo y desesperanza.
- Pérdida de interés en las actividades diarias.
- Incapacidad de experimentar placer.
- Cambios en el apetito o el peso.
- Cambios en el sueño.
- Pérdida de energía.
- Fuertes sentimientos de desvalorización o culpa.
- Problemas de concentración.
- Enojo, dolor físico y comportamiento imprudente.

Signos comunes de ansiedad

- Tensión y preocupación excesivas.
- Sensación de inquietud o de nervios
- Irritabilidad o sensación de estar "en vilo".
- Palpitaciones o falta de aliento.
- Náuseas, temblores o mareos.
- Tensión muscular, dolores de cabeza.
- Dificultad para concentrarse.
- Dificultad para dormir.

Tratamiento

Si usted o un ser querido tienen un trastorno concomitante, sepan que, si lo desean, tienen ayuda

disponible. Hable con su médico lo antes posible.
Usted no se sentirá mejor hasta que obtenga ayuda.

El tratamiento combinado es mejor

Anteriormente, las personas con trastornos
concomitantes recibían tratamiento solo por una
afección. Los resultados no eran tan útiles como
hubieran sido si se hubieran tratado ambas. Tenga en
cuenta este ejemplo:

*Luis, un hombre de 41 años, casado y con 3 hijos buscó
ayuda por su problema con el alcohol. Asistió a un
programa de tratamiento para pacientes ambulatorios y a
reuniones de Alcohólicos Anónimos (AA) todos los días.
Luego de 3 meses de tratamiento, estaba sobrio pero,
también, muy deprimido e infeliz. Tuvo una recaída al
poco tiempo. Esta vez, su médico reconoció la depresión
y le recetó medicamentos. Luego de un mes, Luis se
sentía mejor de lo que se había sentido en años. Continúa
asistiendo a reuniones de AA y visita a su médico cada
tanto para controlar sus medicamentos.*

La mejor oportunidad para recuperarse de un trastorno
concomitante es tratar ambos problemas al mismo
tiempo. En general, el tratamiento incluye consejería,
apoyo de los pares y, a veces, medicamentos.

Las personas con trastornos concomitantes son más
propensas a una recaída debido a sus cambios en el
estado de ánimo. La mejor manera de evitar una
recaída es cumplir con el plan y seguir todas las
recomendaciones de tratamiento.

Apoyo de los pares

El apoyo de los pares también reduce el riesgo de una recaída. Los pares son las personas que han vivido una experiencia de problemas de salud del comportamiento, como el consumo de sustancias y las enfermedades mentales y han logrado afrontarlos con éxito. Los grupos de apoyo como AA o Narcóticos Anónimos brindan aliento y generan un sentido de la responsabilidad. También hay grupos locales de apoyo para personas con una enfermedad mental y para sus familiares. El Instituto Nacional de Psiquiatría en México o la National Alliance on Mental Illness en Estados Unidos pueden ayudarlo a encontrar un grupo local.

Abuso de Sustancias y Salud Mental

Abuso de Sustancias y Trastornos Concomitantes

Cuando tienes tanto un problema de abuso de sustancias así como un asunto de salud mental tal como depresión, trastorno bipolar, o ansiedad, se le llama trastorno concomitante ó diagnóstico dual. Recuperarse del abuso de sustancias, alcoholismo o adicción a las drogas nunca ha sido fácil y es aún más difícil cuando uno también está batallando con problemas de salud mental, pero hay tratamientos que pueden ser de ayuda. Con el tratamiento apropiado y el apoyo y estrategias de auto-ayuda, puedes sobreponerte al diagnóstico dual y recuperar tu vida.

Entendiendo el Diagnóstico Dual o Trastornos Concomitantes

En el diagnóstico dual, tanto el asunto de salud mental como la adicción a las drogas o el alcohol tienen cada uno sus síntomas particulares los cuales pueden interferir en tu manera de funcionar, manejar los problemas propios de la vida y las relaciones con los demás. Para hacer la situación aún más complicada, los trastornos concomitantes también se afectan unos a otros e interactúan. Cuando un problema de salud mental no es tratado, el problema de abuso de sustancias generalmente empeora. Y cuando el abuso del alcoholo o drogas se incrementa, generalmente los problemas de salud mental también se incrementan.

Resolviendo el Rompecabezas de la Adicción y la Salud Mental

¿Qué llega primero: el abuso de sustancias o el problema de salud mental?

La adicción es común entre las personas con problemas de salud mental. Pero aunque el abuso de sustancias y los trastornos de salud mental como la depresión y la ansiedad están íntimamente ligados, uno no es la causa directa del otro.

- **El alcohol o las drogas son utilizadas a menudo para auto-medicarse de los síntomas de la depresión o la ansiedad.**
  Desafortunadamente, el abuso de sustancias provoca efectos secundarios que a la larga, empeoran los mismos síntomas que inicialmente mitigaban o aliviaban.
- **El abuso del alcohol y las drogas puede incrementar los riesgos subyacentes de los trastornos mentales.**
  Los trastornos mentales son causados por una compleja interacción de factores genéticos, ambientales y otros factores externos. Si estás en riesgo de padecer un trastorno mental, el abuso de las drogas o el alcohol te pueden llevar más allá del límite de la salud.
- **El abuso del alcohol y las drogas pueden hacer que los síntomas de un problema de salud mental empeoren.**
  El abuso de sustancias puede incrementar dramáticamente los síntomas de la enfermedad mental o disparar síntomas nuevos. El abuso del alcohol y las drogas también interactúa con medicamentos tales como antidepresivos, pastillas

contra la ansiedad y estabilizadores de ánimo, provocando la disminución de sus efectos.

La adicción es frecuente en las personas con problemas de salud mental

De acuerdo a reportes publicados en los Estados Unidos en el *Journal of the American Medical Association:*

- Aproximadamente el 50% de los individuos con trastornos mentales severos son afectados por el abuso de sustancias.
- El 37% de las personas que abusan del alcohol y el 53% de las personas que abusan de las drogas tienen al menos una enfermedad mental seria.
- De todas las personas diagnosticadas como mentalmente enfermas, el 29% abusan bien sea del alcohol o de las drogas.

Fuente: *National Alliance on Mental Illness*

Reconociendo los trastornos concomitantes o el diagnóstico dual

Puede ser difícil diagnosticar un problema de abuso de sustancias y un desorden mental concomitante tal como la depresión, ansiedad o el desorden bipolar. Lleva tiempo desentramar lo que pudiera ser un trastorno mental y lo que pudiera ser un problema de drogas o alcohol.

Para complicar aún más el asunto, está la negación. La negación es común en el abuso de sustancias. Es difícil admitir qué tan dependiente eres del alcohol o de las drogas o que tanto te afectan en tu vida. La negación frecuente sucede también en los trastornos mentales. Los síntomas de la depresión o la ansiedad pueden ser alarmantes, de modo que buscas ignorarlos con la esperanza de que desaparezcan. O quizás te sientas apenado o con miedo de ser visto como una persona débil si admites el problema.

Admisión de que tienes un diagnóstico dual o un trastorno concomitante

Solo recuerda: los problemas por el abuso de sustancias y los asuntos de la salud mental nunca mejoran cuando son ignorados. De hecho, lo más probable es que empeoren. No tienes porqué sentirte de este modo. La admisión de que tienes un problema es el primer paso hacia la conquista de tus problemas para disfrutar una vez más de la vida.

- **Considera la historia familiar.**
  Si las personas en tu familia han confrontado bien sea un trastorno mental tal como la depresión o el abuso del alcohol o adicción a las drogas, tienes un mayor riesgo de que desarrolles estos problemas.
- **Considera tu sensibilidad al alcohol o las drogas.**
  ¿Eres muy sensible a los efectos del alcohol o de las drogas? ¿Has percibido una relación entre tu uso de sustancias y tu salud mental? Por ejemplo, ¿te deprimes cuando bebes?

- **Ve los síntomas cuando estés sobrio.**
  Aunque es normal padecer de depresión o
  ansiedad después de haber bebido o consumir
  drogas, si los síntomas persisten al haber logrado
  la sobriedad, quizás estás tratando con un
  problema de salud mental.
- **Revisa tu historia de tratamientos.**
  ¿Has sido tratado con anterioridad bien sea por tu
  adicción o por tus problemas de salud mental?
  ¿Falló tu tratamiento de abuso de sustancias por
  complicaciones con los asuntos de tu salud mental,
  o viceversa?

Señales y síntomas del abuso del alcohol o del abuso de sustancias

Si te estás cuestionando si tienes un problema de
abuso de sustancias, las siguientes preguntas te
pueden ayudar a esclarecerlo. Mientras más respuestas
afirmativas tengas, lo más propenso estás a un
problema del uso del alcohol o las drogas.

- ¿Alguna vez has sentido que debes disminuir en tu
  consumo del alcohol o de las drogas?
- ¿Has tratado de disminuir tu consumo, pero no has
  podido?
- ¿Algunas veces mientes sobre que tanto y que tan
  seguido bebes o utilizas drogas?
- ¿Tus amigos o familiares han mostrado
  preocupación por tu uso del alcohol o de las
  drogas?
- ¿Te has sentido mal, culpable o apenado por tu
  manera de beber o de drogarte?

- En más de una ocasión, ¿Has hecho o dicho algo estando alcoholizado o drogado que más tarde lamentaste?
- ¿Alguna vez has perdido el conocimiento por beber o usar drogas?
- ¿Ha provocado el alcohol o tu uso de las drogas problemas en tus relaciones?
- ¿Tu uso del alcohol o de las drogas te ha metido en problemas en tu sitio de trabajo o con la ley?

Señales y síntomas de los trastornos concomitantes más comunes

Los problemas de salud mental que concurren con mayor frecuencia con el abuso de sustancias son la depresión, el trastorno de ansiedad y el trastorno bipolar.

Señales y síntomas comunes de la depresión

- Sentimientos de desesperanza y futilidad
- Pérdida de interés en las actividades diarias
- Inhabilidad para sentir placer
- Cambios en el apetito y el peso
- Cambios en el patrón de dormir
- Pérdida de energía
- Sentimientos fuertes de invalidez o culpa
- Dificultad para concentrarse
- Enojo, dolor físico y comportamiento imprudente (sobre todo en los hombres)

Señales y síntomas comunes de la manía en el trastorno bipolar

- Sentimientos de euforia o irritabilidad extrema
- Creencias irreales o grandiosas
- Una disminución en la necesidad de dormir
- Incremento de la energía
- Discurso rápido y pensamientos veloces
- Falta de buen juicio e impulsividad
- Hiperactividad
- Enojo o ira

Señales y síntomas comunes de la ansiedad

- Tensión excesiva y preocupación
- Sentirse inquieto
- Irritabilidad o sentirse "al extremo"
- Corazón acelerado o falta de respiración
- Nausea, temblores o mareos
- Tensión muscular, dolor de cabeza
- Dificultad para concentrarse
- Insomnio

Tratamiento de los trastornos concomitantes o diagnóstico dual

El mejor tratamiento para los trastornos concomitantes es un enfoque integrado, donde tanto el problema del abuso de la sustancia y el trastorno mental sean tratados simultáneamente.

Resolviendo el Rompecabezas de la Adicción y la Salud Mental

La recuperación depende del tratamiento tanto de la adicción como del problema de salud mental

Sin importar que llegó primero, si tu problema de salud mental o el abuso de sustancias, la recuperación depende en tratar *ambos* problemas.

- **Hay esperanza.**
  La recuperación de los trastornos concomitantes lleva tiempo, compromiso y valor. Puede llevar meses o aún años, pero las personas con abuso de sustancias y problemas de salud mental *pueden* y *logran* estar mejor

- **El tratamiento combinado es lo mejor.**
  Tu mejor oportunidad para la recuperación es a través del tratamiento integrado tanto para el abuso de la sustancia y el problema de salud mental. Esto quiere decir obtener un tratamiento combinado para la salud mental y el tratamiento a la adicción con el mismo proveedor del tratamiento o equipo de trabajo.

- **Las recaídas son parte del proceso de recuperación.**
  No te desanimes si recaes. Resbalones y los atrasos suceden, pero, con un trabajo arduo, la mayoría de las personas se pueden recuperar de sus recaídas y seguir adelante con su recuperación.

- **El apoyo de grupo puede ser de ayuda.**
  Quizás te pueda beneficiar unirte a un grupo de auto-ayuda como Alcohólicos Anónimos o Narcóticos Anónimos. Te brindan la oportunidad del apoyo de otros que saben dónde te encuentras y puedes aprender de sus experiencias.

Como encontrar el programa correcto para los trastornos concomitantes o el diagnóstico dual

Así como con un programa por el abuso de sustancias, asegúrate de que el programa está debidamente licenciado y acreditado, que los métodos de tratamiento estén respaldados por la investigación y de que existe un programa de seguimiento post-tratamiento para prevenir la recaída. Además, debes asegurarte de que el programa tiene experiencia con tu asunto mental en particular. Algunos programas, por ejemplo, pueden tener experiencia en tratar la depresión o la ansiedad, pero no así la esquizofrenia o el trastorno bipolar.

Existe una variedad de enfoques en los programas de tratamiento, pero hay puntos básicos del tratamiento efectivo que uno debe buscar:

- El tratamiento abarca tanto el abuso de las sustancias como el problema mental.
- Compartes en el proceso de toma de decisiones y estás activamente involucrado en establecer metas y desarrollar estrategias para el cambio.
- El tratamiento incluye una educación básica sobre tu trastorno y problemas afines a él.
- Se te capacita con habilidades saludables de vida y estrategias para minimizar el abuso de sustancias, como lidiar con la frustración y fortalecer tus relaciones.

El tratamiento para el diagnóstico dual o los trastornos concomitantes

- **Ayúdate a evaluar el rol que el alcohol y otras drogas juegan en tu vida.** Esto debe ser hecho de manera confidencial, sin consecuencias negativas. Las personas sienten la libertad de discutir estos asuntos cuando la discusión es confidencial, sin prejuicios y no está vinculada a consecuencias legales.

- **Ofreciéndote la oportunidad en aprender más sobre el alcohol y las drogas,** para aprender sobre cómo pueden interactuar con las enfermedades mentales y con los medicamentos y discutir tu uso del alcohol y las drogas.

- **Ayudándote a involucrarte en empleo de apoyo y otros servicios** que te puedan ayudar en tu proceso de recuperación.

- **Ayudándote a identificar y desarrollar tus propias metas de recuperación.** Si decides que tu uso del alcohol y las drogas puede ser un problema, un consejero capacitado en el tratamiento integrado del diagnóstico dual te puede ayudar a identificar y desarrollar tus propias metas de recuperación. Este proceso incluye el aprendizaje de los pasos hacia la recuperación de ambas enfermedades.

- **Brindando asesoría especial específicamente diseñada para personas con diagnóstico dual.** Esto puede ser hecho de manera individual, con un grupo de compañeros con el mismo problema, con tu familia, o con una combinación de todo lo anterior.

Fuente: SAMHSA "Substance Abuse and Mental Health Services Administration"

Programas del tratamiento de trastornos concomitantes y diagnóstico dual

SAMHSA del Departamento de los Estados Unidos de Salud y Servicios Humanitarios ofrece un extenso listado de centros de tratamiento licenciados y certificados para el tratamiento de las drogas. También hay centros de tratamiento similares en otras partes del mundo. En México puedes acudir al Instituto Nacional de Psiquiatría.

Programas de tratamiento para militares con trastornos concomitantes

Los militares padecen retos adicionales cuando se trata de trastornos concomitantes. Las presiones del enlistado o el combate pueden exacerbar los desórdenes mentales subyacentes y el abuso de sustancias es una forma común de hacer frente a los sentimientos desagradables o los recuerdos. A menudo, estos problemas toman su tiempo para manifestarse una vez que el militar ha llegado a casa y pueden ser inicialmente malinterpretados como reajustes. Los trastornos concomitantes sin tratar pueden llevar a problemas mayores en el hogar y en el centro laboral por lo que es importante buscar ayuda.

Los militares a menudo se benefician del tratamiento y el apoyo de programas especializados que aplican al estrés particular al que se confrontan.

Apoyo de grupos para los trastornos concomitantes y el diagnóstico dual

Al igual que con otras adicciones, los grupos de pares son de mucha ayuda, no tan solo para conservar la sobriedad, sino que también como un lugar seguro en donde se puede obtener apoyo y se pueden discutir retos. Algunas veces los programas de tratamiento para trastornos concomitantes brindan grupos que siguen reuniéndose después del tratamiento. Tu doctor o proveedor de servicios de tratamiento también te pueden referir a un grupo de personas con trastornos concomitantes.

Aunque es a menudo mejor unirse a un grupo en el que se traten tanto el abuso de sustancias como tu trastorno de salud mental, los grupos de Doce Pasos para el abuso de sustancias pueden ser de mucha ayuda - además de que son más comunes, por lo que con toda seguridad podrás encontrar uno en tu área. Estos programas gratuitos, facilitados por compañeros, utilizan el apoyo del grupo y un juego de principios guiados - los Doce Pasos - para obtener y mantener la sobriedad.

Solo asegúrate de que tu grupo acepte la idea de que padeces de trastornos concomitantes y tu uso de medicamentos psiquiátricos. Algunas de las personas en estos grupos, aunque bien intencionadas, pueden confundir el tomar medicamentos psiquiátricos como otra forma de adicción. Quieres un lugar donde te sientas seguro, no presionado.

Auto-ayuda para los trastornos concomitantes o el diagnóstico dual

Alcanzar la sobriedad es apenas el comienzo de la recuperación. Tu recuperación continua depende del seguimiento de tu tratamiento mental, aprendiendo estrategias más sanas de comportamiento y tomar mejores decisiones al hacer frente a los retos de la vida.

Recomendación para la recuperación 1:
Reconoce y maneja situaciones de emociones y estrés intensos

- **Aprende como manejar el estrés.** El estrés es inevitable, por lo que es importante tener habilidades sanas de comportamiento para que puedas tratar con el estrés sin recurrir a las drogas o el alcohol. Las habilidades del manejo del estrés nos dan un gran avance para prevenir las recaídas y mantener tus síntomas resguardados.
- **Conoce tus disparadores y ten un plan de acción.** Si también estás confrontando un trastorno mental, es especialmente importante que conozcas las señales de que tu enfermedad se está disparando. Las causas comunes incluyen eventos estresantes, grandes cambios de vida, o patrones de sueño y de comida insanos. En estos momentos, tener un plan es esencial para prevenir una recaída. ¿A quién vas a llamar? ¿Qué es lo que debes de hacer?

Resolviendo el Rompecabezas de la Adicción
y la Salud Mental

Recomendación para la recuperación 2:
Mantente en contacto

- **Métete a terapia o mantente involucrado en un grupo de apoyo.** Tus oportunidades de mantenerte sobrio mejoran si estás participando en un grupo de apoyo social como Alcohólicos Anónimos o Narcóticos Anónimos o si estás recibiendo terapia.
- **Sigue las recomendaciones de tu médico.** Una vez que estés sobrio y te sientas mejor, quizás pienses que ya no necesitas más de los medicamentos o del tratamiento. Pero suspender arbitrariamente los medicamentos o el tratamiento es una razón común para una recaída en las personas con trastornos recurrentes. Siempre habla con tu médico antes de hacer cualquier cambio en tus medicamentos o en la rutina de tu tratamiento.

Recomendación para la recuperación 3:
Has cambios saludables en tu estilo de vida

- **Practica técnicas de relajación.** Cuando son practicadas con regularidad, las técnicas de relajación tales como una meditación sin pensar, la relajación progresiva de los músculos y respirar profundamente, pueden reducir los síntomas del estrés, la ansiedad y la depresión con sentimientos incrementados de relajación y un bienestar emocional.
- **Adopta hábitos saludables de alimentación.** Comienza el día bien con un desayuno y continua con pequeñas comidas frecuentes a través del día.

El pasar mucho tiempo sin comer lleva a niveles bajos de azúcar, lo que te hará sentirte más estresado o ansioso.

- **Ejercita con regularidad.** El ejercicio es una manera natural de disminuir el estrés, liberar la ansiedad y mejorar el ánimo y tu visión de la vida. Para lograr el máximo beneficio, trata de hacer ejercicio aeróbico por lo menos 30 minutos la mayoría de los días.

- **Duerme lo suficiente.** No dormir lo suficiente puede exacerbar el estrés, la ansiedad y la depresión, por lo que debes tratar de dormir 7 a 9 horas de sueño de calidad por noche.

Ayudando a un ser querido con un trastorno concomitante o diagnóstico dual

Ayudar a un ser querido que padezca tanto del abuso de sustancia como de un problema de salud mental puede ser como ir en la montaña rusa. La resistencia al tratamiento es común y el camino de la recuperación puede ser largo.

La mejor forma de ayudar a alguien es aceptar que es lo que puedes y no puedes hacer. No puedes forzar a alguien a mantenerse sobrio, ni tampoco puedes hacer que alguien tome sus medicamentos o asista a sus citas. Lo que puedes hacer es tomar elecciones positivas para ti mismo, animar a tu ser querido a obtener ayuda y ofrecer tu apoyo asegurándote que no te pierdas a ti mismo en el proceso.

- **Busca apoyo.** Tratar con el diagnóstico dual de una enfermedad mental y el abuso de sustancias de

un ser querido puede ser doloroso y te puede
llevar a aislarte. Asegúrate en recibir el apoyo
emocional que necesitas para hacerle frente. Habla
con alguien en quien puedas confiar sobre lo que
estás pasando. También te puede ser de ayuda
obtener tu propia terapia o unirte a un grupo de
apoyo.

- **Establece límites.** Sé realista sobre la cantidad de
  cuidados que eres capaz de brindar sin sentirte
  avasallado o resentido. Establece límites sobre los
  comportamientos disruptivos y mantenlos. El
  permitir que los trastornos concomitantes tomen tu
  vida no es sano ni para ti ni para tu ser querido.

- **Edúcate.** Aprende todo lo que puedas del
  problema de salud mental de tu ser querido, así
  como del tratamiento por el abuso de las
  sustancias y su recuperación. Mientras más
  comprendas por lo que tu ser querido está
  atravesando, lo más capaz serás de apoyar su
  recuperación.

- **Ten paciencia.** La recuperación de un diagnóstico
  dual no sucede de la noche a la mañana. La
  recuperación es un proceso continuo que puede
  llevar meses o años y las recaídas son comunes. El
  apoyo continuo tanto para ti como para tu ser
  querido es crucial cuando trabajes hacia la
  recuperación.

En los siguientes capítulos tocaremos los siguientes
temas para comprender mejor el diagnóstico dual:

Abuso de sustancias

- **Abuso de las drogas y la adicción** - Aprender cómo se desarrolla la adicción puede darte una mejor comprensión en cómo tratar el problema
- **Sobreponiéndose a la Adicción a las Drogas** - El cambio es posible con el tratamiento y el apoyo y haciendo cambios en el estilo de vida que direccionen la causa raíz de tu adicción.
- **Alcoholismo y Abuso del Alcohol** - Tu manera de beber puede ser un problema si consumes alcohol tan solo para sentirte bien o para evitar sentirte mal.
- **Tratamiento a la adicción al Alcohol y Autoayuda** - Explora tus opciones para el tratamiento del alcohol y los pasos que puedes dar para ayudarte a ti mismo alcanzar una recuperación duradera.
- **Comprendiendo la Adicción** - Con el tiempo, la adicción provoca cambios en tu cerebro: una gran razón por la cual liberarse requiere de más que fuerza de voluntad.

Trastornos concomitantes comunes

- **Síntomas de la Depresión y Señales de Alerta** - Aprendiendo sobre la depresión, lo que incluye sus señales, síntomas, causas y tratamiento, es el primer paso para sobreponerse al problema.
- **Señales y Síntomas del Trastorno Bipolar** - Una persona con trastorno bipolar puede exhibir síntomas de depresión mayor, pero los tratamientos son muy diferentes.

- **Ataques de Ansiedad y Desorden de Ansiedad -** Los tratamientos para la ansiedad y las estrategias de auto-ayuda pueden ayudarte a reducir rápidamente tus síntomas de ansiedad y controlar tus ataques de ansiedad.
- **Esquizofrenia: Señales, Tipos y Causas -** Con medicamentos, terapia y apoyo, muchas personas con esquizofrenia son capaces de controlar sus síntomas, ganar una gran independencia y llevar vidas muy satisfactorias.
- **Trastorno de Estrés Postraumático (TEPT) -** Provocado por un una experiencia traumática o terrorífica del pasado. Los síntomas del TEPT incluyen regresiones, pesadillas y miedos continuos.

Comprendiendo la Adicción y Como Secuestra al Cerebro

¿Qué es la adicción?

Puntos clave

- La adicción implica desear intensamente algo, perder el control sobre su uso y continuar utilizándolo a pesar de sus consecuencias adversas
- La adicción cambia al cerebro, primero modificando la manera en que registra el placer y luego corrompiendo otros impulsos normales como aprender y la motivación.
- Aunque romper la adicción es difícil, puede ser hecho.

La palabra "adicción" se deriva del término del latín que quiere decir "esclavizado por" o "atado a". Cualquiera que haya batallado para sobreponerse a una adicción, o ha intentado ayudar a alguien hacerlo, comprende por qué.

La adicción ejerce una influencia poderosa en el cerebro que se manifiesta de tres maneras diferentes: desear intensamente el objeto de la adicción, perder el control de su uso y continuar atado a él a pesar de las consecuencias adversas.

Por muchos años, los expertos creyeron que tan solo el alcohol y las drogas poderosas podían provocar adicción. Tecnologías de mapeo neurológico e investigaciones más recientes, sin embargo, han mostrado que ciertas actividades placenteras, tales como apostar, comprar y el sexo, también pueden provocar adicción en el cerebro.

Aunque el manual de diagnóstico estándar en los Estados Unidos - el *Diagnostic and Statistical Manual of Mental Disorders, Fourth Edition* o DSM-IV, describe múltiples adicciones, cada una relacionada a sustancias o actividades específicas, ha surgido un consenso de que estas representan expresiones múltiples de un proceso mental subyacente que les es común.

Nuevos enfoques a un problema común

Nadie comienza a hacer algo queriendo desarrollar una adicción, pero muchas personas quedan atrapadas en sus redes. Considera las últimas estadísticas del gobierno de los Estados Unidos:

- Cerca de 23 millones de americanos - casi uno en 10 - está adicto al alcohol u otras drogas.
- Más de dos terceras partes de las personas con adicción abusan del alcohol.
- Las tres primeras drogas que provocan adicción son la marihuana, los analgésicos opiáceos (narcóticos) y la cocaína.

En la década de 1930, cuando los investigadores comenzaron a investigar qué provocaba la adicción, creían que las personas que la desarrollaban eran personas moralmente fallidas o que no tenían fuerza de voluntad. Sobreponerse a la adicción, pensaban, implicaba castigar a los que la padecían y alternativamente, animarlos para romper con el hábito.

Desde entonces, el consenso científico ha cambiado. Ahora reconocemos que la adicción es una enfermedad crónica que modifica tanto la estructura del cerebro en su funcionamiento. Justo como la enfermedad cardiovascular daña al corazón y la diabetes limita al páncreas, la adicción secuestra al cerebro. Esto sucede cuando el cerebro pasa por una serie de cambios, comenzando con el reconocimiento del placer y terminando con el impulso a una conducta compulsiva.

El principio del placer

El cerebro registra todo el placer del mismo modo, bien sea que se origine con una droga psicoactiva, una recompensa monetaria, un encuentro sexual, o una comida placentera. En el cerebro, el placer tiene una firma única: la liberación del neurotransmisor dopamina en el núcleo Acubens, un cúmulo de células nerviosas que yacen por debajo de la corteza cerebral. La liberación de dopamina en el núcleo Acubens está consistentemente ligada al placer al que los neuro-científicos se refieren como la región del centro del placer del cerebro.

Todas las drogas que se abusan, desde la nicotina hasta la heroína, provocan una fuerte liberación de dopamina en el núcleo Acubens. La probabilidad que el uso de una droga o se participe en una actividad de recompensa conduzca a la adicción está directamente ligado a la velocidad con la que promueva la liberación de la dopamina, la intensidad de esa emisión y la confiabilidad de esta emisión.

Aún usando la misma droga pero por modos de administración distintos, como inhalar o inyectar por ejemplo, puede influenciar que tan probable sea que conduzca a la adicción. Fumar una droga o inyectarla por vía intravenosa, en oposición a deglutirla como una píldora, por ejemplo, generalmente produce una señal de dopamina más rápida y fuerte y es más propensa a llevar a un mal uso de la misma.

Las drogas adictivas brindan un corto circuito al sistema de placer, inundando al núcleo Acubens con dopamina. El hipocampo establece los recuerdos de esta sensación rápida de satisfacción y la amígdala, otra parte del cerebro, crea una respuesta condicionada a ciertos estímulos.

El proceso de aprendizaje

Los científicos pensaban que la experimentación del placer era lo único que se necesitaba para inclinar a las personas a buscar una sustancia o actividad adictiva. Pero investigaciones más recientes sugieren que la situación es más compleja. La dopamina no solo contribuye a la experiencia del placer, sino que también juega un rol en el aprendizaje y la memoria - dos elementos clave en la transición de que algo nos guste a que nos hagamos adictos a ello.

De acuerdo a la teoría actual sobre la adicción, la dopamina interactúa con otro neurotransmisor, el glutamato, para apoderarse del sistema cerebral de recompensa en el aprendizaje. Este sistema tiene un rol importante en sostener la vida porque liga las actividades necesarias para la supervivencia humana - tal como el comer y el sexo - con el placer y la recompensa.

El circuito de recompensa del cerebro incluye áreas que implican la motivación y la memoria, así como con el placer. Las sustancias y conductas adictivas estimulan el mismo circuito - y luego lo sobrecargan.

La exposición repetida a una sustancia o actividad adictiva causa que las células nerviosas del núcleo Acubens y la corteza pre frontal, el área de cerebro implicada en la planeación y la ejecución de tareas, se comuniquen de tal manera que acoplan el que algo nos guste con algo que deseamos, lo que a su vez no lleva a ir tras él. Esto es, este proceso nos motiva a tomar acción para buscar la fuente de placer.

¿Tienes adicción?

Determinar si tienes adicción o no no es del todo sencillo. Y admitirlo no es fácil, principalmente por el estigma y la pena asociada a la adicción. Pero aceptar el problema es el primer paso hacia la recuperación.

Una respuesta afirmativa a cualquiera de las siguientes tres preguntas sugiere que pudieras tener un problema de adicción y deberías - por lo menos - consultar a un profesional de la salud para una evaluación más profunda y recomendación.

- ¿Usas más de la sustancia o te enganchas en el comportamiento con mayor frecuencia que en el pasado?
- ¿Tienes síntomas de supresión cuando no tienes la sustancia o te enganchas en el comportamiento?
- ¿Has mentido alguna vez sobre tu uso de la sustancia o la extensión de tu comportamiento?

La progresión de la tolerancia

Con el tiempo, el cerebro se adapta de una manera tal que hace que la sustancia buscada o el comportamiento sean menos placenteros.

En la naturaleza, las recompensas usualmente solo vienen con el tiempo y el esfuerzo. Las drogas adictivas y los comportamientos brindan un atajo, inundando el cerebro con dopamina y otros neurotransmisores. Nuestros cerebros no tienen una manera fácil de soportar el desgaste.

Las drogas adictivas, por ejemplo, pueden liberar de dos a 10 veces más la cantidad de dopamina que las recompensas naturales logran, y lo hacen más rápidamente y con mayor confiabilidad. En una persona que se hace adicta, los receptores se saturan. El cerebro responde produciendo menos dopamina o eliminando los receptores de dopamina - una adaptación similar a bajar el volumen en un altavoz cuando el ruido está muy fuerte.

Como consecuencia de estas adaptaciones, la dopamina tiene un menor impacto en el centro de

recompensa del cerebro. Las personas que desarrollan
una adicción típicamente encuentran que, con el
tiempo, la sustancia deseada ya no les provoca tanto
placer. Deben de tomar más de ella para obtener el
mismo placer de dopamina porque sus cerebros se han
adaptado - un efecto conocido como tolerancia.

La compulsión se adueña

Es en este punto que la compulsión se adueña. El
placer asociado a la droga adictiva o el
comportamiento, se disipa - pero el recuerdo del
efecto deseado y la necesidad de recrearlo - la
urgencia - persiste. Es como si la maquinaria normal
de la motivación ya no funcionara.

El proceso de aprendizaje mencionado anteriormente
también entra en juego. El hipocampo y la amígdala
almacenan información sobre las claves ambientales
asociadas a la sustancia deseada, de modo que pueda
ser localizada nuevamente. Estos recuerdos ayudan a
crear una respuesta condicionada, un deseo intenso,
cuando quiera que la persona se tope con estas claves
ambientales.

Los deseos intensos contribuyen no tan solo a la
adicción sino a la recaída después de una sobriedad
duramente ganada. Una persona adicta a la heroína
pueda estar en peligro de una recaída al ver una aguja
hipodérmica, por ejemplo, mientras que otra persona
puede comenzar a beber al ver una botella de whiskey.
El aprendizaje condicionado ayuda a explicar porqué
las personas que desarrollan un riesgo de adicción
recaen aún después de años de abstinencia.

31

La recuperación sí es posible

No es suficiente tan solo decir "no" - como lo decía el slogan publicitario. En lugar de esto, puedes protegerte, y sanar, de la adicción diciendo "sí" a otras cosas. Cultiva diversos intereses que le den sentido a tu vida. Comprende que tus problemas son tan solo temporales y quizás lo más importante, date cuenta de que la vida no siempre se supone que sea placentera

Abuso de las Drogas y Adicción

Señales, síntomas y ayuda para problemas de uso de drogas y abuso de sustancias

Algunas personas son capaces de utilizar drogas recreacionales o medicamentos por prescripción sin nunca experimentar consecuencias negativas o adicción. Para muchos otros, el uso de sustancias puede provocarles problemas en su trabajo, hogar, escuela y en sus relaciones, dejándolos aislados, sin esperanza o sintiéndose culpables.

Si estás preocupado de ti mismo o de un amigo o un miembro de tu familia por su uso de las drogas, es importante que sepas que hay ayuda disponible. Aprender sobre la naturaleza del abuso de las drogas y la adicción - como se desarrolla, como se ve y porqué puede tener una sujeción tan fuerte - te dará una mejor comprensión del problema y como tratarlo de mejor forma.

Entendiendo el uso de las drogas, su abuso y la adicción

Las personas experimentan con las drogas por muy variadas razones. Muchos las prueban por curiosidad, para tener un buen rato, porque los amigos las están usando, o en un esfuerzo por mejorar el desempeño atlético o calmar otro problema, como el estrés, la ansiedad o la depresión. El uso de la droga no lleva automáticamente al abuso y no hay un nivel específico en el cual el uso de las drogas se cambie de casual a problemático. Varía para cada individuo. El abuso de las drogas y la adicción tiene menos que ver con la cantidad de sustancia consumida o la frecuencia con la cual se consume y más que ver con las **consecuencias** por el uso de las drogas. Sin importar que tan a menudo o que tan poco estés consumiendo, si tu droga te está provocando problemas en tu vida - en tu trabajo, escuela, hogar o en tus relaciones - es muy probable que tengas un problema de abuso de drogas o adicción.

¿Por qué algunos usuarios de drogas se hacen adictos, mientras que otros no?

Así como con otras condiciones y enfermedades, la vulnerabilidad a la adicción difiere de persona a persona. Tu genética, salud mental, ambiente familiar y social, todos juegan un rol en la adicción. Los factores de riesgo que incrementan tu vulnerabilidad incluyen:

- Historia familiar de adicción
- Abuso, abandono u otras experiencias traumáticas de la infancia
- Uso a corta edad de las drogas
- Forma de utilización: fumando o inyectándola, una droga puede incrementar su potencial adictivo

La adicción a las drogas y el cerebro

La adicción es un desorden complicado caracterizado por el uso compulsivo de la droga. Mientras que cada droga produce estados físicos diferentes, todas las sustancias abusadas comparten una cosa en común: el uso repetido puede alterar la manera en la que el cerebro se ve y funciona.

- Tomar una droga recreativa provoca una liberación en los niveles de dopamina de tu cerebro lo cual dispara los sentimientos de placer. Tu cerebro memoriza estos sentimientos y los requiere repetidamente.
- Se te haces adicto, la sustancia adquiere el mismo significado que otras conductas de supervivencia, tales como comer y tomar líquidos.
- Los cambios en tu cerebro interfieren con tu habilidad en pensar con claridad, ejercer un sano juicio, controlar tu comportamiento y sentirte normal sin la droga.
- Bien sea que estés adicto a inhalantes, heroína, Xanax, aceleradores, o Vicodin, el deseo incontrolable por usar crece en importancia sobre las demás cosas, incluyendo a la familia, amigos, carrera y aún tu propia salud y felicidad.
- La necesidad es tan fuerte que tu mente encuentra muchas formas para negar o racionalizar la adicción. Puedes drásticamente subestimar la cantidad de drogas que estás tomando, cuanto impacta en tu vida y el nivel de control que tienes sobre el uso de la droga.

Como se pueden desarrollar el abuso de las drogas y la adicción

Las personas que experimentan con las drogas siguen usándolas porque la sustancia los hace sentirse bien, o evita que se sientan mal. En muchos casos, sin embargo, hay una fina línea divisoria entre el uso regular y el abuso de la droga y la adicción. Muy pocos adictos son capaces de reconocer cuando han cruzado esa línea. Mientras que la frecuencia y la cantidad de las drogas consumidas no constituyen por sí mismas el abuso a las drogas o la adicción, pueden a menudo ser indicadores de los problemas relacionados con las drogas.

- **Los problemas a veces pueden alcanzarte,** conforme tu uso de las drogas se incrementa con el tiempo. Fumar un cigarrillo de marihuana con los amigos durante el fin de semana, o tomar éxtasis en una fiesta, o cocaína en una fiesta ocasional, por ejemplo, puede cambiar a usar drogas por un par de días a la semana y luego todos los días. Gradualmente, obtener y usar la droga se te hace más y más importante.
- **Si la droga satisface una necesidad valiosa,** te puedes hallar dependiendo cada vez más de ella. Por ejemplo, pudieras usar drogas para calmarte si te sientes ansioso o estresado, energetizarte si te sientes deprimido, o adquirir confianza en situaciones sociales si sueles sentir timidez. O quizás comenzaste a usar medicamentos de receta para confrontar ataques de pánico o para aliviar el dolor crónico, por ejemplo. Hasta que encuentres métodos alternos más sanos para sobreponerte a estos problemas, tu uso de las drogas con toda seguridad continuará.
- **De manera similar, si utilizas las drogas para llenar un vacío en tu vida,** estás más propenso a riesgos de cruzar la línea del uso casual al abuso

de las drogas y la adicción. Para mantener un equilibrio sano en tu vida, necesitas tener otras experiencias positivas y sentirte bien con tu vida aparte del uso de las drogas.

- **Conforme el abuso de las drogas te atrapa,** puedes dejar de asistir o llegar frecuentemente tarde al trabajo o la escuela, tu desempeño laboral progresivamente se deteriorará y empezarás a negarte de obligaciones sociales o familiares. Tu habilidad en dejar de usar tu droga se verá eventualmente comprometida. Lo que una vez se inició como una elección voluntaria se ha convertido en una necesidad física y psicológica.

La buena noticia es que con el tratamiento correcto y apoyo, puedes contrarrestar los efectos disruptivos del uso de las drogas y ganar de nuevo el control de tu vida. El primer obstáculo es reconocer y admitir que tienes un problema, o escuchar a tus seres queridos quienes a menudo son los que mejor pueden ver los efectos negativos que la droga está jugando en tu vida.

5 mitos sobre el uso de las drogas y la adicción

MITO 1: Sobreponerse a la adicción es tan solo un asunto de fuerza de voluntad. Puedes dejar de usar drogas si realmente lo deseas.
La exposición prolongada a las drogas altera al cerebro en formas que dan como resultado poderosas compulsiones y deseos por usar. Estos cambios cerebrales hacen que sea extremadamente difícil dejar de usar con el solo uso de la fuerza de voluntad.

MITO 2: La adicción es una enfermedad; no hay nada que pueda hacer al respecto.

Resolviendo el Rompecabezas de la Adicción
y la Salud Mental

La mayoría de los expertos están de acuerdo que la adicción es una enfermedad del cerebro, pero eso no quiere decir que seas una víctima sin esperanza. Los cambios del cerebro asociados a la adicción pueden ser tratados y revertidos a través de la terapia, los medicamentos, el ejercicio y otros tratamientos.

MITO 3: Los adictos tienen que tocar fondo antes de que se puedan recuperar.
La recuperación se inicia en cualquier punto del proceso de la adicción - y mientras más temprano sea, es mejor. Mientras más perdure el abuso de la droga, lo más fuerte que la adicción será y por lo tanto será más difícil de tratar. No esperes a intervenir hasta que el adicto lo haya perdido todo.

MITO 4: No puedes forzar a alguien a tratamiento; deben de querer la ayuda.
El tratamiento no tiene que ser voluntario para ser exitoso. Las personas que son presionadas al tratamiento por su familia, empleador, o el sistema legal son tan capaces de beneficiarse como aquellos que eligen entrar a tratamiento con su propia voluntad. Al alcanzar la sobriedad y su pensamiento se aclare, muchos adictos que habían sido resistentes deciden que quieren cambiar.

MITO 5: El tratamiento no funcionó con anterioridad, por lo que no tiene caso volverlo a intentar.
La recuperación de la adicción a las drogas es un largo proceso que a menudo implica atrasos. La recaída no quiere decir que el tratamiento ha fallado o que tú seas un caso perdido. En lugar de esto, es una señal para

volver a ponerse en el camino de la recuperación, bien sea regresando al tratamiento o ajustando el enfoque del tratamiento.

Señales y síntomas del abuso y la adicción a las drogas

Aunque drogas diferentes tienen efectos físicos distintos, los síntomas de la adicción son similares. Ve si te reconoces en los siguientes signos y síntomas del abuso de la sustancia y la adicción. Si es así, considera hablar con alguien sobre tu uso de las drogas.

Señales y síntomas comunes del abuso de las drogas

- **Estás negando tus responsabilidades** en la escuela, el trabajo, el hogar - por ejemplo reprobar materias, no hacer el trabajo, descuidar el cuidado a los niños - por el uso de tu droga
- **Estás utilizando las drogas en condiciones peligrosas o estás asumiendo riesgos cuando estás drogado,** tal como manejar cuando estás drogado, usando agujas sucias, o teniendo sexo sin protección.
- **Tu uso de drogas te está metiendo en problemas legales,** tales como arrestos por perturbar el orden público, manejar bajo la influencia de la sustancia, o robar para mantener tu hábito de adicción.
- **El uso de tu droga te está provocando problemas en tus relaciones,** tales como peleas con tu pareja o miembros de la familia, un superior descontento, o la pérdida de viejos amigos.

Señales y síntomas comunes de la adicción a las drogas

- **Has desarrollado tolerancia a la droga.** Necesitas utilizar más droga para sentir los mismos efectos que solías tener con dosis más pequeñas.
- **Tomas drogas para evitar o aliviar los síntomas de supresión.** Si pasas mucho tiempo sin la droga, experimentas síntomas tales como nausea, inquietud, insomnio, depresión, sudoración, temblores y ansiedad.
- **Has perdido el control sobre tu uso de la droga.** A menudo usas con mayor frecuencia o usas más de lo que habías planeado, aún cuando te dijiste a ti mismo que no lo harías. Quieres dejar de usar, pero te sientes impotente.
- **Tu vida gira alrededor del uso de la droga.** Inviertes mucho de tu tiempo usando y pensando acerca de las drogas, ingeniándotelas como obtenerlas y como recuperarte de los efectos de la droga.
- **Has abandonado las actividades que solías disfrutar,** tales como pasatiempos, deportes y socializar, por tu uso de la droga.
- **Continúas utilizando drogas, a pesar de saber que te están haciendo daño.** Te están provocando problemas en tu vida - amnesia, infecciones, cambios inesperados de ánimo, depresión, paranoia - pero de todas formas sigues usando la droga.

Señales de advertencia de que un amigo o un miembro de la familia está abusando de las drogas

Las personas que abusan de las drogas a menudo tratan de ocultar sus síntomas y minimizar su problema. Si estás preocupado de que un amigo o miembro de la familia pudiera estar abusando de las drogas, fíjate en las siguientes señales de alerta:

Señales físicas de advertencia del abuso de las drogas

- Ojos enrojecidos, las pupilas más grandes o más pequeñas que lo normal
- Cambios en los patrones de apetito o sueño. Pérdida o ganancia repentina de peso
- Deterioro de la apariencia física y de los hábitos de arreglo personal
- Aromas peculiares del aliento, cuerpo o la ropa
- Temblores, mala pronunciación, descoordinación del movimiento

Señales de comportamiento del abuso de las drogas

- Caída de la asistencia y el desempeño en el trabajo o la escuela
- Una necesidad sin explicación lógica por dinero o problemas financieros. Puede pedir prestado o robar para obtenerlo
- Involucrarse en actividades secretas o sospechosas
- Cambio repentino de amigos, de lugares favoritos y de pasatiempos

- Meterse en problemas con frecuencia - peleas, accidentes, actividades ilegales)

Señales psicológicas de advertencia del abuso de las drogas

- Cambios inexplicables de la personalidad o la actitud
- Cambios repentinos del ánimo, irritabilidad, o ataques de ira
- Períodos de actividad inusual, agitación o vértigo
- Falta de motivación; aparece letárgico o fuera de sí
- Aparece como con miedo, ansioso, o paranoico, sin razón que lo justifique

Señales de aviso de drogas comúnmente abusadas

- **Marihuana:** Ojos vidriosos, rojizos; hablar en voz alta, risa inapropiada seguida de somnolencia; pérdida del interés, motivación; pérdida o ganancia de peso.
- **Depresivos incluyendo Xanax (Alprazolam), Valium, GHB (éxtasis líquido):** Pupilas contraídas; como estar ebrio; dificultad para concentrarse; torpeza; falta de buen juicio; mala dicción; adormilado.
- **Estimulantes (incluyendo anfetaminas, cocaína, cristal meth):** Pupilas dilatadas; hiperactividad; euforia; irritabilidad; ansiedad; exceso en el hablar, seguido de depresión o un exceso en el dormir en momentos inadecuados; puede estar

largos períodos de tiempo sin comer o dormir; pérdida de peso; boca y nariz secas.

- **Inhalantes (pegamentos, aerosoles, vapores):** Ojos llorosos, visión, memoria y pensamientos nublados; secreciones de la nariz o urticaria alrededor de la nariz y la boca; dolores de cabeza y nausea; apariencia de la intoxicación; mareo; control muscular deficiente; cambios en el apetito; ansiedad; irritabilidad; una gran cantidad de latas/aerosoles en la basura.
- **Alucinógenos (LSD, PCP):** Pupilas dilatadas; comportamiento bizarro e irracional y que incluye paranoia, agresión, alucinaciones; cambios de ánimo; alejamiento de la gente; absorción a uno mismo o con otros objetos, mala dicción; confusión.
- **Heroína:** Pupilas contraídas; sin respuesta de las pupilas a la luz; marcas de agujas; dormir en momentos inadecuados; sudoración; vómito; toz, respirar con ruido, tics nerviosos; pérdida del apetito.

Señales de advertencia del abuso de drogas en adolescentes

Mientras que experimentar con las drogas no conlleva automáticamente al abuso de las mismas, su uso a temprana edad es un factor de riesgo para desarrollar abusos más serios y adicción. El riesgo del abuso de las drogas también se incrementa en los momentos de transición, tales como cambiarse de escuelas, mudarse, o un divorcio. El reto para los padres es distinguir entre el subir y bajar volátil de los años de

43

la adolescencia y las banderas rojas del abuso de substancias. Estas incluyen:

- Tener ojos rojizos o pupilas dilatadas; usar gotas para los ojos para tratar de encubrir estos síntomas
- No asistir a clases; bajo aprovechamiento escolar; meterse repentinamente en problemas en la escuela
- Perder dinero, objetos de valor o recetas
- Actuar de una forma aislada no característica, retraído, enojado o deprimido
- Alejarse de un grupo de amigos para acercarse a otro; ser sigiloso sobre el nuevo grupo de compañeros
- Pérdida del interés en viejos pasatiempos; mentir sobre intereses y actividades nuevas
- Exigir mayor privacidad; cerrar las puertas con llave; evitar el contacto ocular; divagar por ahí

Obteniendo ayuda para el abuso de las drogas y la adicción

Encontrando ayuda y apoyo para la adicción a las drogas

- Visite un grupo de Narcóticos Anónimos en su área. Vea referencias en el directorio telefónico

Reconocer que tienes un problema es el primer paso en el camino a la recuperación, uno que conlleva una gran valentía y fortaleza. Confrontar tu adicción sin minimizar el problema o dando excusas puede ser una experiencia aterradora y avasallante, pero la recuperación está al alcance. Si estás listo en hacer el cambio y tienes la disposición de buscar ayuda, puedes sobreponerte a tu adicción y construir una vida satisfactoria, libre de drogas, para ti mismo

El apoyo es esencial para la recuperación de la adicción

No trates de hacerlo solo; es demasiado fácil desanimarse y racionalizar "solo una vez más". Bien sea que elijas ir a una clínica de rehabilitación, depender en programas de auto-ayuda, obtener terapia, o tomar un enfoque auto-dirigido de tratamiento, el apoyo es fundamental. La recuperación de la adicción a las drogas es mucho más fácil cuando tienes personas con las cuales apoyarte para darte ánimos, confort y guía.

El apoyo puede provenir de:

- Miembros de tu familia
- Amigos cercanos
- Terapeutas o consejeros
- Otros adictos en recuperación
- Proveedores de la salud
- Personas de la comunidad de tu religión

Cuando un ser querido tiene un problema con las drogas

Si sospechas que un amigo o miembro de la familia tiene un problema con el uso de las drogas, aquí te damos una lista de cosas que puedes hacer:

- **Habla.** Habla con la persona que te preocupa y ofrécele tu ayuda y apoyo, sin juzgarlo. Mientas más pronto se trate la adicción, mejor es. ¡No esperes a que tu ser querido toque fondo! Prepárate a recibir excusas y negación dando ejemplos específicos de la conducta de tu ser querido que te han preocupado.
- **Cuídate a ti mismo.** No te involucres tanto en el problema de otro con las drogas que niegues tus propias necesidades. Asegúrate en tener personas con quien hablar y apoyarte para recibir apoyo. Y mantente seguro. No te coloques en situaciones de peligro.
- **Evita sentirte culpable.** Puedes apoyar a una persona con un problema de abuso de sustancias y animarlos a recibir tratamiento, pero no puedes forzar a un adicto a cambiar. No puedes controlar las decisiones de tu ser querido. Permite que la persona acepte responsabilidad por sus actos, un paso esencial a lo largo del camino hacia la recuperación de la adicción a las drogas.

Pero no

- Trates de castigar, amenazar, chantajear, o sermonear
- Trates de hacerte el mártir. Evita escenas emocionales que solo pueden incrementar el sentido de culpa y la compulsión de utilizar más la droga.
- Encubras o le des excusas al que abusa de las drogas, resguardándolos de consecuencias negativas de su conducta.

- Asumas las responsabilidades, dejándolos sin un sentido de importancia o dignidad.
- Escondas o tires las drogas.
- Discutas con la persona cuando esté drogada.
- Tomes drogas con la persona que las está abusando.
- Te sientas culpable o responsable de la conducta de otros.

Cuando tu adolescente tiene un problema con las drogas

Descubrir que tu hijo usa drogas puede generar miedo, confusión y enojo. Es importante conservar la calma cuando confrontes a tu adolescente y solamente hacerlo cuando esté sobrio. Explícale tus preocupaciones y deja en claro que tu preocupación surge de tu amor por él. Es importante para tu adolescente sentir que eres un apoyo.

Cinco pasos que los padres pueden tomar:

- **Establece reglas y consecuencias.** Tu adolescente debe entender que el uso de las drogas conlleva consecuencias específicas. Pero no trates de hacer amenazas vacías o imponer reglas que no puedas hacer cumplir. Asegúrate de que tu cónyuge esté de acuerdo con las reglas y esté preparado para hacerlas cumplir.
- **Monitorea las actividades de tu adolescente.** Entérate a donde va tu adolescente y con quien se junta. También es importante checar rutinariamente lugares potenciales para esconder droga - mochilas, entre los libros en un estante, en

47

estuches de DVD o envoltorios hechos para esto.
Explícale a tu adolescente que esta falta de
privacidad es la consecuencia de que ha sido
capturado usando drogas.

- **Anímalo a otros intereses y actividades sociales.**
  Expón a tu adolescente a pasatiempos y
  actividades saludables, tales como deportes en
  equipo y actividades extra curriculares.
- **Habla con tu hijo de asuntos subyacentes.** El
  uso de las drogas puede ser el resultado de otros
  problemas. ¿Tu hijo tiene problemas en encajar en
  su grupo? ¿Ha habido un cambio mayor reciente,
  como un cambio de residencia o un divorcio, que
  está provocando estrés?
- **Obtén ayuda.** Los adolescentes a menudo se
  rebelan contra sus padres, pero si escuchan la
  misma información de una figura de autoridad
  diferente, estarán más propensos a escuchar.
  Intenta con un consejero de la escuela, un doctor
  de la familia, un terapeuta o un consejero en
  adicciones.

El siguiente paso

Recuperándose de la adicción a las drogas. La
adicción es un problema complejo que afecta cada
aspecto mayor de tu vida. Sobreponerse a él requiere
de cambios mayores en la manera en que vives,
manejas los problemas y te relacionas a otros.
Aprende las herramientas que te pueden ayudar en tu
camino a la sobriedad

Recuperándose de la Adicción a las Drogas

Tratamiento para la recuperación de las drogas o del abuso de las sustancias y ayuda

Cuando estás batallando con la adicción a las drogas, la sobriedad pareciera ser una meta imposible. Pero la recuperación nunca está fuera del alcance, sin importar que tan desesperanzadora sea tu situación. El cambio es posible con el tratamiento y apoyos correctos y enfocándose en la raíz que provoca tu adicción. No te des por vencido - aún si lo has intentado antes y has fallado. El camino a la recuperación a menudo implica obstáculos, caídas y atrasos. Pero al examinar el problema y pensar en el cambio ya estás en el camino.

Tratamiento para la recuperación de las drogas 1: Decídete a hacer un cambio

Para muchas de las personas batallando con la adicción, el paso más grande y más difícil hacia la recuperación es justamente el primero: decidirse en lograr un cambio. Es normal sentir un gran conflicto al confrontar el hecho de dar por terminado el uso de la droga de tu elección, aún cuando te estés dando cuenta que te está provocando problemas en tu vida. El cambio nunca es fácil - y comprometerse a la sobriedad implica cambiar muchas cosas, incluyendo:

- La manera en que interactúas con el estrés
- A quien permites en tu vida
- Que haces en tu tiempo libre
- Que piensas de ti mismo

Quizás te preguntes si realmente estás listo para todos esos cambios o si tienes lo que se necesita para dejar de usar la droga. Está bien si te sientes desesperanzado. La recuperación de la adicción es un proceso largo, uno que requiere de tiempo, compromiso, motivación y apoyo. Conforme contemples tu situación, las siguientes recomendaciones te pueden ayudar a tomar la decisión.

Pensando sobre un cambio

- Mantén un registro de tu uso de la droga, incluyendo cuando y cuanto usas. Esto te va a dar un mejor sentido del rol que la adicción está jugando en tu vida.
- Has una lista de las cosas a favor y en contra de dejar de usar la droga, así como el análisis del costo/beneficio de continuar con el abuso de tu droga.
- Considera las cosas que te son importantes, tales como tu pareja, tus hijos, tu carrera o tu salud. ¿Cómo te afecta la droga en estas cosas?
- Háblalo con alguien en quien confíes. Pregúntale a la persona como se siente sobre tu uso de la droga.
- Pregúntate si hay algo que te prevenga de cambiar. ¿Cuáles son algunas de las cosas que te pueden ayudar en lograr el cambio?

Preparándose para el cambio: 5 pasos clave para la recuperación de la adicción

1. Recuérdate las razones por las cuales quieres cambiar

2. Piensa acerca de tus intentos en el pasado por dejar la droga, si es que ha habido alguno. ¿Qué funcionó? ¿Qué no funcionó?

3. Establece metas específicas que puedas medir, tales como una fecha límite para dejar de usar o límites en tu uso de la droga.

4. Quita las cosas que te recuerden tu adicción en tu hogar y lugar de trabajo.

5. Dile a tus amigos y familia que vas a dejar de usar la droga y pídeles su apoyo.

Tratamiento para la recuperación de las drogas 2: Explora las opciones de tus tratamientos

Una vez que has tomado la decisión de retar tu adicción a la droga, es tiempo de explorar tus opciones de tratamiento. Conforme consideres las opciones, recuerda que:

- **No hay una solución milagrosa o tratamiento único que funcione para todas las personas.** Cuando consideres un programa, recuerda que las necesidades de cada uno son distintas. El tratamiento de adicción a las drogas debe estar adaptado a tu problema y situación única. Es importante que encuentres un programa en el que te sientas bien.

- **El tratamiento debe de enfocarse a más que tan solo tu abuso de la droga.** La adicción afecta a toda tu vida, lo que incluye tus relaciones, carrera, salud y bienestar psicológico. El éxito del tratamiento depende en el desarrollo de una nueva forma de vida y referenciar las razones por las cuales comenzaste a drogarte en primer lugar. Pudo haber sido por tu falta de habilidad en el manejo del estrés, con lo cual en tal caso vas a necesitar encontrar formas saludables para manejar situaciones estresantes.

- **El compromiso y el seguimiento son claves.** El tratamiento de la adicción a las drogas no es un proceso rápido ni fácil. En general, mientras más tiempo y más intenso haya sido el uso de la droga, mayor será el tiempo y la intensidad del tratamiento que vas a necesitar. Pero sin importar la duración del programa de tratamiento en semanas o meses, el seguimiento a largo plazo es crucial a la recuperación.

- **Hay muchos lugares a donde acudir por ayuda.** No todos requieren de una desintoxicación supervisada por médicos o una estancia larga en una clínica. El nivel de cuidado que tú necesitas depende de tu edad, historia del uso de la droga y otras condiciones médicas y psiquiátricas. Además de médicos y psicólogos, muchos miembros de la religión, trabajadores sociales y consejeros ofrecen servicios para el tratamiento de la adicción.

Cuando busques ayuda para la adicción a las drogas, también es importante que obtengas tratamiento por otros asuntos médicos y psicológicos que estés padeciendo. Tu mejor oportunidad de recuperación es a través de un tratamiento integrado para tratar tanto el problema de abuso de la sustancia como el problema de salud mental. Esto quiere decir obtener un tratamiento combinado de salud mental y adicción del mismo equipo que brinde el tratamiento.

Tratamiento para la recuperación de las drogas 3: Busca apoyo

No trates de hacerlo solo. Sin importar que enfoque de tratamiento elijas, tener un sistema de apoyo sólido es esencial. Mientras más influencias positivas tengas en tu vida, mejores oportunidades tendrás en tu recuperación. La recuperación de la adicción a las drogas no es fácil, pero con personas de las cuales puedas depender para que te animen, te guíen y te escuchen, será un poco menos difícil.

- **Apóyate en amigos cercanos y tu familia -** Contar con el apoyo de amigos y miembros de tu familia es una riqueza invaluable en la recuperación. Si eres reacio a buscar el apoyo de tus seres queridos porque los has decepcionado anteriormente, considera asistir a una terapia de pareja o familiar.
- **Construye una red social de sobriedad -** Si tu vida social previa giraba en torno a las drogas, quizás necesites hacer conexiones nuevas. Es importante contar con amigos sobrios que te puedan brindar apoyo en tu recuperación. Trata de

tomar una clase, unirte a una iglesia o a un grupo cívico, has trabajo voluntario o atiende eventos de tu comunidad.

- **Considera mudarte a un hogar donde vivas con sobriedad** - Un hogar donde vivas con sobriedad te brinda un lugar seguro, de apoyo donde vivir mientras te recuperas. Son una buena opción si no tienes un hogar estable o un ambiente libre de drogas a dónde acudir.

- **Has de tus juntas una prioridad** - únete a un grupo de recuperación de apoyo y asiste a las juntas con regularidad. Pasar tiempo con las personas que comprenden exactamente por lo que estas pasando puede ser muy saludable. También te puedes beneficiar de las experiencias compartidas de los miembros del grupo y aprender de lo que otros han hecho para mantenerse sobrios.

Tratamiento para la recuperación de las drogas 4: Aprende maneras saludables para hacer frente el estrés

Aún después de haberte recuperado de la adicción a las drogas, tienes que dar la cara a los problemas que te llevaron a consumir drogas en primer lugar. ¿Comenzaste a utilizar las drogas para no sentir las emociones dolorosas, calmarte después de una discusión, relajarte después de un día malo, u olvidarte de tus problemas? Al alcanzar la sobriedad, los sentimientos negativos que aminorabas con el uso de las drogas, resurgirán. Para que el tratamiento sea exitoso y para mantenerte sobrio a largo plazo, también deberás resolver estos problemas subyacentes.

Las condiciones tales como el estrés, la soledad, la frustración, el enojo, la pena, la ansiedad y la desesperanza se mantendrán en tu vida aún cuando ya no estés utilizando drogas para encubrirlos. Pero sin la droga estarás en una posición más sana para finalmente poderles hacer frente y buscar la ayuda que necesitas.

Liberando el estrés sin drogas

A menudo, el abuso de las drogas surge por los intentos mal guiados en manejar el estrés. Muchas personas usan el alcohol o las drogas recreativas para relajarse y desinhibirse después de un día estresante, o para encubrir recuerdos dolorosos y emociones que nos hacen sentir estresados y fuera de equilibrio. Pero hay formas más sanas de mantener al estrés bajo control, incluyendo hacer ejercicio, meditar, usar estrategias sensoriales para relajarse, practicar sencillos ejercicios de respiración y retar a los pensamientos de auto-sabotaje.

Estrategias para liberar rápidamente el estrés sin drogas

Quizás sientas que las drogas son el único camino para manejar sentimientos desagradables, pero no lo son. Puedes aprender a ir a través de dificultades sin recaer en tu adicción. Diferentes estrategias rápidas para liberar el estrés trabajan mejor para ciertas personas que para otras. La clave es encontrar la que mejor te funcione y te ayude a calmarte cuando te sientas estresado y abrumado. Cuando adquieras confianza en tu habilidad para quitarte el estrés rápidamente, ya no será tan intimidante o abrumador hacer frente a los fuertes sentimientos.

- El ejercicio libera endorfinas, libera el estrés y promueve un bienestar emocional. Trata de correr, brincar la cuerda o caminar por tu calle.
- Sal de tu casa y disfruta del cálido sol y el aire fresco. Disfruta de una vista bonita o de un paisaje.
- El yoga y la meditación son maneras excelentes de aniquilar al estrés y encontrar el equilibrio
- Juega con tu perro o gato, disfruta del tacto relajante sobre la piel de tu mascota.
- Escucha música calmada.
- Enciende una vela aromática.
- Aspira el aroma de flores frescas o de granos de café y disfruta un aroma que te recuerde tus vacaciones favoritas, como una loción bloqueadora del sol o un caracol.
- Cierra tus ojos y visualiza un lugar apacible, como una playa de arena. O piensa en un recuerdo querido, tal como los primeros pasos que dio tu hijo o algún momento que disfrutaste con tus amigos.
- Prepárate una taza humeante de té.
- Ve tu álbum favorito de fotos de familia
- Date un masaje de cuello u hombro.
- Date un baño caliente de burbujas o una ducha.

Tratamiento para la recuperación de las drogas 5: Mantén los disparadores y los antojos controlados

Mientras que alcanzar la sobriedad de las drogas es un primer paso importante, es apenas el comienzo de un proceso de recuperación. Una vez sobrio, el cerebro requiere de tiempo para recuperarse y reconstruir las conexiones que han cambiado con la adicción. Durante este tiempo, los antojos por consumir droga pueden ser muy intensos. Puedes apoyar tu sobriedad haciendo un esfuerzo consciente en mantenerte alejado de las personas, los lugares y las situaciones que disparan tu urgencia para usar:

- **Rompe de tus viejos amigos adictos a las drogas.** No cometas el error de juntarte con tus viejos amigos drogadictos. Rodéate de personas que apoyen tu sobriedad, no de aquellos que te tienten a recaer a hábitos antiguos y destructivos.
- **Evita estar en bares y cantinas,** aún si no tienes un problema con el alcohol. Beber disminuye las inhibiciones y nubla el juicio, lo que te puede llevar fácilmente a recaer. Las drogas están a menudo a disposición y la tentación a usar puede ser demasiado fuerte. También evita cualquier otro ambiente y situaciones que asocies con el uso de las drogas.
- **cuando busques tratamiento médico, sé honesto sobre tu historial del uso de drogas.** Si necesitas un procedimiento médico o dental, se honesto sobre tu historial y encuentra a un médico que trabaje contigo bien sea en recetarte alternativas o un mínimo absoluto de medicamentos si es

57

necesario. Nunca deberás sentirte apenado o humillado sobre tu uso de drogas en el pasado o que te sea negado medicamentos para el dolor; si esto sucede, busca a otro médico.

- **Se precavido con los medicamentos de receta.** Mantente a distancia de drogas controladas con el potencial de su abuso o utilízalas solamente cuando sea necesario y con precaución extrema. Los medicamentos con un alto potencial de abuso son los analgésicos, las pastillas para dormir y los medicamentos ansiolíticos.

Como hacer frente el antojo de la droga

Algunas veces el antojo es inevitable y es necesario encontrar la manera en hacerle frente:

- **Involúcrate en una actividad que te distraiga.** Leer, un pasatiempo, ir al cine, hacer ejercicio - correr, andar en bicicleta - son buenos ejemplos de actividades distractoras. Una vez que te intereses en otra actividad, te darás cuenta que ya no tendrás antojos. Otra respuesta efectiva al antojo por la droga es comer - pero ten cuidado con lo que comas ya que la comida chatarra solamente se sumará al estrés y a los centímetros de tu cintura.
- **Platica.** Háblale a amigos o a familiares y platícales del antojo que estás sufriendo cuando ocurra. Hablar sobre los antojos y las urgencias en consumir puede ser de gran ayuda para puntualizar la fuente del antojo. Asimismo, hablar del antojo a menudo ayuda a liberar y descargar los

sentimientos y ayudará a restaurar la honestidad en tu relación. Un antojo no tiene nada de malo.

- **Navegar la compulsión.** Muchas personas tratan de hacer frente a sus compulsiones rechinando sus dientes o creando tensión. Pero algunas compulsiones son demasiado fuertes para ser ignoradas. Cuando esto suceda, puede ser útil conservar la compulsión hasta que pase. A esta técnica se le conoce como navegar la compulsión. Imagínate como un nadador que va a surfear la ola de compulsión por la droga, manteniéndose arriba de ella hasta que suba, rompa y se convierta en una espuma menos poderosa.

- **Reta y cambia tus pensamientos.** muchas personas, cuando experimentan una compulsión, tienen la tendencia a recordar tan solo los efectos positivos de la droga, olvidando las consecuencias negativas. Por lo tanto puede ser de mucha utilidad recordarte que en realidad no te vas a sentir mejor si te drogas y que lo más probable es que vayas a perder mucho. A veces es de ayuda tener estos beneficios y consecuencias listadas en una tarjeta pequeña que vas a llevar contigo.

Tratamiento para la recuperación de las drogas 6: Construye una vida significativa libre de drogas

Tú puedes apoyar tu tratamiento contra las drogas y protegerte a ti mismo de recaer teniendo actividades e intereses que le den mayor significado a tu vida. Es importante que te involucres en cosas que disfrutes y que te permitan sentir que te necesitan. Cuando tu vida se llena de actividades satisfactorias y con un sentido de propósito, tu adicción va a perder su atractivo.

- **Elige un pasatiempo nuevo.** Has cosas que reten tu creatividad e iluminen tu imaginación - algo que siempre has querido intentar.
- **Adopta una mascota.** Si, las mascotas son una responsabilidad, pero dar cuidados a un animal te hace sentir amado y necesitado. Las mascotas también te pueden sacar de tu casa para hacer ejercicio.
- **Involúcrate en tu comunidad.** Suple tu adicción con grupos libres de drogas y actividades. Has trabajo voluntario, actívate en tu iglesia o comunidad de fe, o únete a un club local o tu junta de vecinos.
- **Establece metas significativas.** Tener metas para las cuales trabajar y algo para lo cual ver hacia delante pueden ser antídotos poderosos contra la adicción a las drogas. No importa cuáles sean las metas - ya sea que tengan que ver con tu carrera, tu vida personal, o tu salud - tan solo con que sean importantes para ti es suficiente.
- **Cuida tu salud.** Ejercitarte con frecuencia, dormir de manera adecuada y hábitos alimenticios sanos mantienen tus niveles de energía altos y tus niveles de estrés bajos. Cuando te sientes bien, las drogas dejan de ser una tentación. Mientras más puedas hacer para mantenerte sano, lo más fácil que te será mantenerte sobrio.

Tratamiento para la recuperación de las drogas 7: No permitas que una recaída te desanime

La recaída es una parte común del proceso de recuperación de la adicción a las drogas. Aunque es comprensible que una recaída es comprensiblemente frustrante y desmotivadora, puede ser una gran oportunidad para aprender de tus propios errores y corregir el curso del tratamiento.

¿Qué provoca una recaída?

Varios "disparadores" pueden poner a las personas en riesgo a recaer a viejos patrones del uso de sustancias. Las causas de una recaída difieren para cada persona. Algunas más comunes incluyen:

- Estados emocionales negativos - tales como el enojo, la tristeza, el trauma o el estrés.
- Disgusto físico - tales como los síntomas de la supresión o el dolor físico.
- Estados emocionales positivos - querer sentirse todavía mejor
- Probar el control personal - yo puedo beber solo una copa
- Fuertes tentaciones o compulsiones - urgencias para usar.
- Conflictos con otros - tales como una discusión con un cónyuge o pareja.
- Presiones sociales para usar - situaciones donde parece como si todo el mundo está bebiendo o usando otras drogas

- Buenos tiempos con otros - divirtiéndose con amigos o la familia

Lo importante a recordar es que la recaída no quiere decir que el tratamiento falló. En lugar de darte por vencido, alcanza de nuevo la sobriedad tan pronto como puedas. Llama a tu padrino, habla con tu terapeuta, ve a una junta de tu grupo, o agenda una cita con tu médico. Cuando estés sobrio de nuevo y fuera de peligro, analiza que fue lo que te disparó la recaída, que salió mal y que pudiste haber hecho diferente. Puedes elegir volver a colocarte en la ruta de la recuperación y utilizar la experiencia para fortalecer tu compromiso.

Los siguientes pasos...

Encuentra un grupo de apoyo para los adictos a las drogas. Los grupos de apoyo pueden ser una invaluable fuente de guía, asistencia y ánimo. Muchos usan padrinos - ex-adictos que tienen tiempo y experiencia para mantenerse sobrios - para brindar apoyo cuando estás tratando con la urgencia en usar.

El grupo de apoyo más conocido es Narcóticos Anónimos, NA. A diferencia de Alcohólicos Anónimos, que solo tiene que ver con el abuso del alcohol, NA está abierto al uso de todo tipo de sustancias. Para ser miembro solo necesitas tener el deseo de dejar de usar la sustancia; no se pagan honorarios ni cuotas para pertenecer a NA.

Encuentra el programa de tratamiento de drogas apropiado para ti. Hay muchos tipos diferentes de programas de tratamiento disponibles para el abuso de sustancias. Los programas de calidad no solo hacen hincapié el abuso a la sustancia sino también a otros problemas de vida que contribuyen a tu adicción.

Procura que el programa utilice profesionales de la salud acreditados. Que el centro cuente con algún tipo de estadística de éxito en sus tratamientos y que el centro de desintoxicación tenga un programa de seguimiento a sus pacientes para prevenir las recaídas.

Alcoholismo y Abuso del Alcohol

Señales, síntomas y ayuda para el Alcoholismo y Problemas por el Uso del Alcohol

No siempre es fácil ver cuando tu manera de beber ha cruzado la línea de moderada al uso social y de ahí a que seas un bebedor problema. Pero si consumes alcohol para darle la cara a las dificultades o para evitar sentirte mal, estás potencialmente pisando un terreno peligroso. El alcoholismo y el abuso del alcohol pueden colarse en ti subrepticiamente, por lo que es importante que estés consciente de las señales de alerta y des los pasos necesarios para reducir tu ingesta si los reconoces. Comprender el problema es el primer paso para sobreponerse a él.

Comprendiendo el alcoholismo y el abuso del alcohol

El alcoholismo y el abuso del alcohol son debidos a muchos factores interconectados, que incluyen la genética, como fuiste criado, tu ambiente social y tu salud emocional. Algunos grupos raciales, tal como los Indios Americanos y los Nativos de Alaska, están más en riesgo que otros en desarrollar adicción al alcohol. Las personas que tienen una historia de familia del alcoholismo o están asociados de manera cercana con bebedores fuertes son más propensas a desarrollar problemas con su manera de beber.

Finalmente, aquellos que sufren de un problema de salud mental tal como la ansiedad, depresión, o trastorno bipolar están también particularmente en riesgo, porque pueden usar el alcohol para auto-medicarse.

¿Tienes un problema con tu manera de beber?

Puedes tener un problema con tu manera de beber si…

- Te sientes culpable o apenado por tu manera de beber.
- Tienes amigos o parientes que están preocupados por tu manera de beber.
- Necesitas beber para relajarte o sentirte mejor.
- "Bloqueas" o te olvidas de lo que hiciste cuando estuviste bebiendo.
- Con frecuencia bebes más de lo que habías planeado beber.

Como beber es tan común en tantas culturas y los efectos varían tanto de persona a persona, no siempre es fácil determinar dónde está la línea que divide al bebedor social del el bebedor problema. La línea fundamental es como te afecta el alcohol. **Si el alcohol está provocándote problemas en tu vida, tienes un problema con tu manera de beber.**

Señales y síntomas del abuso del alcohol

Los expertos en el abuso de sustancias hacen una distinción entre el abuso del alcohol y el alcoholismo - también llamado dependencia al alcohol. A diferencia de los alcohólicos, las personas que abusan del alcohol tienen cierta habilidad para establecer límites en su manera de beber. Sin embargo, su uso del alcohol aún es auto-destructivo y peligroso para ellos y para otros.

Los avisos y síntomas comunes del abuso del alcohol incluyen:

- **Frecuentemente negar tus responsabilidades en el hogar, el trabajo o la escuela por tu manera de beber.** Por ejemplo, desempeñarse pobremente en el trabajo, reprobar exámenes, descuidar a los hijos, o fallar a los compromisos por estar crudo.
- **Usar el alcohol en situaciones donde es físicamente peligroso,** tal como beber y manejar, operar maquinaria al estar intoxicado, o mezclar alcohol con medicamentos recetados y en contra de las indicaciones médicas.
- **Tener problemas legales frecuentes por tu manera de beber.** Por ejemplo, ser arrestado por conducir con la influencia del alcohol o por perturbar el orden público por estar borracho.
- **Continuar bebiendo aún cuando tu uso del alcohol te está provocando problemas en tus relaciones.** Emborracharse con tus amigos, por ejemplo, aún cuando sabes que tu esposa se va a molestar mucho, o pelearte con tu familia porque no les gusta la manera en la que te comportas cuando bebes.
- **Beber como una manera de relajarte y desestresarte.** Muchos problemas por beber se inician cuando las personas utilizan el alcohol para confortarse y liberar el estrés. Emborracharse

después de un día estresante, por ejemplo, o alcanzar una botella cada vez que se tiene una discusión con el cónyuge o jefe.

El camino del abuso del alcohol al alcoholismo

No todos los bebedores que abusan del alcohol se convierten en alcohólicos, pero existe un factor de riesgo muy alto de que esto suceda. Algunas veces el alcoholismo se desarrolla de repente en respuesta a un cambio estresante, tal como una separación, el retiro, u otra pérdida. En otras ocasiones, avanza gradualmente en ti conforme tu tolerancia al alcohol se incrementa. Si eres un bebedor de borracheras o bebes todos los días, los riesgos de desarrollar alcoholismo son mayores.

Señales y síntomas del alcoholismo (dependencia al alcohol)

El alcoholismo es la forma más severa de la ingesta alcohólica. El alcoholismo abarca todos los síntomas de abuso del alcohol, pero también involucra otro elemento: la dependencia física al alcohol. Si dependes del alcohol para funcionar o te sientes físicamente obligado a beber, eres un alcohólico.

Tolerancia: la 1a gran señal de alerta del alcoholismo

¿Tienes que beber mucho más de lo que acostumbrabas para poder sentirte bien o para sentirte relajado? ¿Puedes beber más que otras personas sin emborracharte? Estos son signos de tolerancia, que pueden ser una señal temprana del alcoholismo. La tolerancia significa que con el tiempo vas a necesitar más y más alcohol para sentir el mismo efecto.

Supresión: la 2a gran señal de alerta del alcoholismo

¿Necesitas una copa para nivelar los temblores en la mañana? Beber para aliviar o evitar los síntomas de la supresión es una señal del alcoholismo y una enorme bandera roja. Cuando bebes fuertemente, tu cuerpo se acostumbra al alcohol y experimenta síntomas de supresión cuando se elimina. Estos síntomas incluyen:

- Ansiedad o nerviosismo
- Temblores o tics
- Sudoración
- Nausea y vómito
- Insomnio
- Depresión
- Irritabilidad
- Fatiga
- Pérdida del apetito
- Dolor de cabeza

En casos severos, la supresión del alcohol también puede implicar tener alucinaciones, confusión, convulsiones, fiebre y agitación. Estos síntomas pueden ser peligrosos, de modo que habla con tu médico si eres un bebedor fuerte y quieres dejar de beber.

*Otros signos y síntomas del alcoholismo
(dependencia al alcohol)*

- **Has perdido el control sobre lo que bebes.** Con frecuencia bebes más alcohol del que querías, por más tiempo del que habías planeado, a pesar de haberte dicho a ti mismo que no lo harías.
- **Quieres dejar de beber, pero no puedes.** Tienes un deseo persistente de beber menos o dejar de beber por completo, pero tus esfuerzos para detenerte no son exitosos.
- **Has hecho a un lado otras actividades por el alcohol.** Estás aplicando menos tiempo a actividades que solían ser importantes para ti - estar con tu familia y amigos, ir al gimnasio, seguir tus pasatiempos - por tu uso del alcohol.
- **El alcohol absorbe una gran parte de tu energía y enfoque.** Inviertes una gran cantidad de tiempo en beber, en pensar en ello, o en recuperarte de sus efectos. Tienes pocos si no es que ningún interés o actividades sociales que no giren en torno al alcohol.
- **Bebes aún cuando sabes que te está provocando problemas.** Por ejemplo, reconoces que tu uso del alcohol está destruyendo tu matrimonio, haciendo que tu depresión sea peor, o te está provocando problemas de salud, pero sin embargo, continúas bebiendo.

Problemas por beber y negación

¿Casi eres alcohólico?

La negación es uno de los obstáculos más grandes para obtener ayuda por el abuso del alcohol y el alcoholismo. El deseo de beber es tan fuerte que la mente encuentra muchas formas de racionalizar beber, aún cuando las consecuencias son obvias. Al tenerte sin poder ver con honestidad tu conducta y sus efectos negativos, la negación exacerba los problemas asociados al alcohol con el trabajo, las finanzas y las relaciones.

Si tienes problemas con tu manera de beber, quizás lo puedas negar con:

- Subestimar drásticamente que tanto bebes
- Subvaluar las consecuencias negativas de tu manera de beber
- Quejarte de que la familia y los amigos están exagerando el problema
- Culpar tu manera de beber y problemas relacionados con la bebida en otros.

Por ejemplo, puedes culpar a un "jefe injusto" por tus problemas en el trabajo o a una "esposa que te molesta" por tus asuntos maritales, en lugar de ver como tu manera de beber está contribuyendo al problema. Mientras que las tensiones en el trabajo, las relaciones y las finanzas suceden a todos, un patrón completo de deterioro y culpar a otros puede ser una señal de problemas.

Si te hallas a ti mismo racionalizando tus hábitos de beber, mintiendo acerca de ellos, o negándote a discutir el tema, tómate un momento para considerar porqué estás tan a la defensiva. Si con honestidad crees que no tienes un problema, no debe haber razón alguna por la cual debas encubrir tu manera de beber o buscar escusas.

Cinco mitos sobre el alcoholismo y el abuso del alcohol

Mito # 1: Yo puedo dejar de beber cuando yo quiera.

Quizás puedas; pero lo más seguro es que no podrás. De cualquier manera, solamente es una excusa para seguir bebiendo. La verdad es que, tú no quieres dejar de beber. Decirte a ti mismo que puedes dejar de beber te hace creer que tienes el control, a pesar de la evidencia ineludible de que no puedes sin importar el daño que te esté haciendo.

Mito # 2: Mi manera de beber es mi problema. Yo soy el que se daña, por lo tanto nadie tiene el derecho de decirme cuando dejar de beber.

Es cierto que la decisión de dejar de beber depende de ti. Pero te estás engañando si piensas que tu manera de beber no daña a nadie más que a ti mismo. El alcoholismo afecta a todos a tu alrededor - especialmente a las personas más cercanas a ti. Tu problema *es* su problema

Mito # 3: No bebo todos los días, de modo que no puedo ser un alcohólico O solo bebo vino o cerveza, de modo que no puedo ser un alcohólico.

El alcoholismo NO se define por lo que bebas, cuando lo bebas, e inclusive que tanto bebas. Son los EFECTOS de tu manera de beber lo que definen el problema. Si tu manera de beber está provocando problemas en tu hogar o en tu vida laboral, tienes un problema con tu manera de beber - bien sea que bebas a diario o solamente en los fines de semana, tomes tequila o solo vino, te tomes tres botellas de cerveza al día o tres botellas de whiskey.

Mito #4: No soy un alcohólico porque tengo un trabajo y me está yendo bien.

No tienes que ser un vago bebiendo de una botella de plástico alcohol de 96 G.L. grado farmacéutico para ser un alcohólico. Muchos alcohólicos pueden conservar su trabajo, completar su carrera universitaria y ser proveedores para su familia. Algunos inclusive logran sobresalir. Solo porque eres un alcohólico con un alto nivel de desempeño no quiere decir que no te estás poniendo a ti o a otros en peligro. Solo es cuestión de tiempo para que los efectos te alcancen.

Mito # 5: Beber no es una adicción "real" como el uso de las drogas.

El alcohol *es* una droga y el alcoholismo es tan pernicioso como la adicción a las drogas. La adicción al alcohol provoca cambios en el cuerpo y al cerebro y el abuso a largo plazo del alcohol tiene efectos devastadores sobre tu salud, tu carrera y tus relaciones. Los alcohólicos pasan a través de síntomas de supresión física cuando dejan de beber, al igual que

le sucede a los que usan drogas cuando dejan de
drogarse.

Efectos del alcoholismo y de su abuso

El alcoholismo y el abuso del alcohol pueden afectar
todos los aspectos de tu vida. El uso a largo plazo del
alcohol puede causar complicaciones serias de salud,
afectando virtualmente a todos los órganos de tu
cuerpo, incluyendo tu cerebro. El bebedor problema
también puede dañar tu estabilidad emocional, tus
finanzas, carrera y tu habilidad en construir y
mantener relaciones satisfactorias. El alcoholismo y el
abuso del alcohol pueden tener un impacto en tu
familia, amigos y las personas con las que trabajas.

Los efectos del alcoholismo y el abuso del alcohol en las personas a quien amas

A pesar del daño potencial letal que la ingesta fuerte
del alcohol hace al cuerpo - lo que incluye cáncer,
problemas con el corazón y enfermedad del hígado -
las consecuencias sociales pueden ser tan
devastadoras. Los alcohólicos y los que abusan del
alcohol son más propensos a divorciarse, tener
problemas de violencia doméstica, batallar con el
desempleo y vivir en la pobreza.

Pero aún si eres capaz de triunfar en el trabajo o
conservar tu matrimonio, no podrás escapar los
efectos que el alcoholismo y el abuso del alcohol
tienen en tus relaciones personales. Los problemas por

beber suman una tensión enorme en las personas más cercanas a ti.

A menudo, los miembros de la familia y los amigos cercanos se sienten obligados a encubrir a la persona con el problema de la bebida. De manera que asumen el peso de limpiar tus desórdenes, mintiendo por ti, o trabajando de más para compensar tu ausencia. Pretendiendo que nada está mal y escondiendo todos los miedos y los resentimientos puede implicar una carga enorme. Los niños son particularmente sensibles y pueden sufrir traumas emocionales de una larga duración cuando un progenitor o tutor es alcohólico o bebedor fuerte.

Obteniendo ayuda para el alcoholismo o el abuso del alcohol

Si estás listo en admitir que tienes un problema con tu manera de beber ya has dado el primer paso. Requiere de una gran fortaleza y valor dar la cara al abuso del alcohol y al alcoholismo de frente. Pedir apoyo es el segundo paso.

Bien sea que elijas ir a una clínica de desintoxicación, confiar en programas de auto-ayuda, obtener terapia, o tomar un tratamiento auto-impuesto, el apoyo es esencial. Recuperarse de la adicción al alcohol es mucho más fácil cuando tienes personas en las cuales apoyarte para que te animen, te conforten y te guíen. Sin apoyo, es fácil recaer en viejos patrones cuando las cosas se pongan difíciles.

Tu recuperación depende en continuar tu tratamiento de salud mental, aprendiendo estrategias sanas y haciendo mejores decisiones al hacer frente a los retos de la vida. Para poder conservarse libre del alcohol a largo plazo, también vas a necesitar hacer frente a los problemas subyacentes que te orillaron, en primer lugar, a tu alcoholismo y al abuso del alcohol. Estos problemas pueden ser la depresión, una inhabilidad para manejar el estrés, un trauma no resuelto de la infancia, o cualquier sinnúmero de asuntos de salud mental. Tales problemas pueden resaltar cuando dejes de utilizar el alcohol con lo que los has encubierto. Pero vas a estar en una posición más saludable para poder finalmente encararlos y buscar la ayuda que necesitas.

Ayudando a un ser querido con alcoholismo o abuso del alcohol

Si alguien a quien amas tiene un problema con su manera de beber, quizás estés batallando con un sinnúmero de emociones, que incluyen pena, miedo, enojo y culpabilidad. El problema puede ser tan abrumador que parezca más fácil ignorarlo y pretender que no hay nada mal. Pero a la larga negarlo te hará más daño, a otros miembros de la familia y a la persona con el problema de la bebida.

Qué No Hacer

- No trates de castigar, amenazar, chantajear, o sermonear

- No trates de hacerte el mártir. Evita súplicas emocionales que solo van a incrementar los sentimientos de culpabilidad y la compulsión a beber o utilizar otras drogas.
- No encubras o des excusas para el alcohólico o el bebedor problema o los resguardes de las consecuencias reales de su comportamiento.
- No asumas sus responsabilidades, dejándolos sin un sentido de importancia o dignidad.
- No escondas o tires botellas, tires drogas, o los escudes de situaciones donde el alcohol esté presente.
- No discutas con la persona cuando no esté en su sano juicio
- No trates de beber junto con el bebedor problema.
- Por encima de todo, no te sienas culpable o responsable por la conducta del otro.

Tratar con el problema del alcohol de un ser amado puede ser una montaña rusa emocional. Es vital que te cuides a ti mismo y obtengas el apoyo que necesitas. También es importante que tengas personas con quien hablar honesta y abiertamente sobre lo que te está sucediendo.

Un buen lugar para comenzar es unirte a un grupo de pares tal como Al-Anon, un grupo gratuito de auto-ayuda para familias lidiando con el alcoholismo. Escuchar a otros con los mismos retos puede ser una fuente tremenda de confort y apoyo. Tú también puedes acudir a amigos en quienes confíes, un terapeuta, o personas en tu comunidad religiosa.

- **No puedes obligar a alguien a quien amas a
  dejar de abusar del alcohol.** Sin importar que
  tanto lo desees y sin importar que tan difícil sea
  ver, no puedes hacer que alguien deje de beber. La
  elección solo está en sus manos.
- **No esperes que la persona deje de beber y se
  mantenga sobria sin ayuda.** Tu ser amado va a
  requerir de tratamiento, apoyo y nuevas
  habilidades para confrontar un problema serio con
  la bebida.
- **La recuperación es un proceso continuo.** La
  recuperación es un camino difícil, que requiere de
  tiempo y paciencia. Un alcohólico no se va a
  convertir mágicamente en una persona diferente
  una vez que esté sobria. Y los problemas que
  condujeron al abuso del alcohol en primer lugar
  tendrán que ser confrontados.

Admitir que existe un problema serio puede ser
doloroso para toda la familia, no tan solo para el que
abusa del alcohol. Pero no te sientas afligido. No estás
solo. El alcoholismo y el abuso del alcohol afectan a
millones de familias, de todas clases sociales, razas y
culturas. Pero hay ayuda y apoyo disponibles tanto
para ti como para tu ser querido.

Cuando tu adolescente tiene un problema con su manera de beber

Descubrir que tu hijo está bebiendo puede generar
miedo, confusión y enojo. Es importante mantener la
calma al confrontar a tu adolescente y solamente haslo
cuando todos estén sobrios. Explica tus

preocupaciones y dejale saber en claro que tu preocupación viene desde un lugar de amor. Es importante que tu adolescente sienta que eres un apoyo.

Cinco pasos que los padres pueden dar:

1. Establece reglas y consecuencias: Tu adolescente debe entender que beber alcohol viene con consecuencias específicas. Pero no trates de hacer amenazas huecas o imponer reglas que no puedas cumplir. Asegúrate que tu cónyuge esté de acuerdo en hacerlas cumplir.

2. Monitorea la actividad de tu adolescente: Procura saber a dónde va tu adolescente y con quien se junta. Quita o guarda el alcohol de tu casa y checa de manera rutinaria lugares potenciales para esconder alcohol - mochilas, bajo la cama, entre la ropa de los cajones, por ejemplo. Explícale a tu adolescente que la falta de privacidad es una consecuencia porque fue sorprendido bebiendo alcohol.

3. Anima a otras actividades e intereses y actividades sociales. Expón a tu adolescente a pasatiempos saludables y actividades como deportes en equipos, Boy Scouts o actividades extracurriculares.

4. Habla con tu hijo sobre asuntos subyacentes. Beber puede ser la consecuencia de otros problemas. ¿ Tu hijo está teniendo problemas para encajar? ¿Ha habido un cambio reciente mayor, como un cambio de residencia o divorcio, que está provocando estrés?

5. Obtén ayuda externa. No tienes porqué quedarte solo. Los adolescentes a menudo se rebelan contra sus padres pero si escuchan la misma información de una figura de autoridad distinta, quizás estén más inclinados a escuchar. Trata de obtener ayuda de un consejero, el médico de la familia, o un terapeuta.

El siguiente paso

Encuentra el tratamiento correcto para ti. Hay disponibles diversas opciones efectivas de tratamiento, incluyendo programas de rehabilitación. Sin embargo, la ayuda profesional no es la única forma de estar mejor. También hay muchas cosas que uno puede hacer para ayudarse a uno mismo a dejar de beber y alcanzar una recuperación duradera.

Tratamiento para la adicción al alcohol y auto-ayuda

Como dejar de beber e iniciar la recuperación

Vencer la adicción al alcohol puede ser un camino largo y sinuoso. En ciertos momentos, hasta se puede sentir casi como imposible. Pero no lo es. Si estás listo para dejar de beber y tienes la disposición de obtener el apoyo que necesitas, te puedes recuperar del alcoholismo y del abuso del alcohol - sin importar que tan mala sea tu adicción o que tan impotente te sientas. No te tienes que esperar hasta que toques un fondo de sufrimiento; puedes cambiar en cualquier momento. Continúa leyendo para iniciar hoy el camino de la recuperación.

Tratamiento del alcohol y recuperación 1: Decídete a dejar de beber

La mayoría de las personas con problemas por el alcohol no se deciden en hacer grandes cambios de la nada para transformar sus hábitos de bebedores de la noche a la mañana. La recuperación es usualmente un proceso más gradual. En las etapas tempranas del cambio, la negación es un obstáculo enorme. Aún después de haber admitido que tienes un problema con tu manera de beber, quizás aún hagas excusas para frenar tu recuperación. Es importante que tomes consciencia de tu ambivalencia en cuanto a dejar de beber. Si no estás seguro de si estás listo a cambiar o

81

si estás batallando con la decisión, te puede ayudar pensar en los costos y beneficios de cada decisión.

Evaluando los costos y los beneficios por beber

Has una tabla como la que se presenta más abajo, pesando los costos y los beneficios de beber y los costos y beneficios de dejar de beber.

¿Beber vale lo que cuesta?	
Beneficios por beber:	**Beneficios por no beber:**
• Me ayuda a olvidar mis problemas. • Me divierto cuando bebo. • Es mi manera de relajarme y desinhibirme depués de un día estresante.	• Mis relaciones seguramente mejorarán. • Me sentiría mejor mental y físicamente. • Tendría más tiempo y energía para las personas y las actividades que me importan.
Costos por beber:	**Costos por no beber:**
• Me ha provocado problemas en mis relaciones. • Me siento deprimido, ansioso y apenado de mí mismo. • Interfiere con mi manera de desempeñarme en mi trabajo y con las responsabilidades de mi familia	• Tendría que encontrar otra forma de confrontar mis problemas • Perdería a mis amigos de parranda • Tendría que confrontar las responsabilidades que he estado ignorando

Tratamiento del alcohol y recuperación 2: Establece metas y prepárate para cambiar

Una vez que hayas tomado la decisión de cambiar, el siguiente paso es establecer metas claras con tu manera de beber. Lo más específico, realista y claras que sean tus metas, lo mejor será.

Ejemplo # 1: Mi meta con el alcohol es:

* Dejaré de beber alcohol.
* Mi meta para dejarlo es

_____

Ejemplo # 2: Mi meta con el alcohol es:

* Dejaré de beber entre semana, comenzando el

_____

* Limitaré mis bebidas los sábados y los domingos a no más de 3 copas por día o 5 copas en todo el fin de semana
* Después de tres meses, reduciré mis copas los fines de semana aún más a un máximo de 2 copas por día y 3 copas por fin de semana.

* **¿Quieres dejar de beber completamente o solo limitar tus copas?** Si tu objetivo es limitar tu bebida, decide qué días vas a beber alcohol y cuantas copas te vas a permitir por día. Trata de comprometerte a por lo menos dos días cada semana cuando no vas a beber en lo absoluto.

- **¿Cuando quieres dejar de beber o empezar a beber menos?** ¿Mañana? ¿En una semana? ¿El mes próximo? ¿Dentro de seis meses? Si estás tratando de dejar de beber, establece una fecha específica para dejarlo.

Una vez que hayas establecido tus metas, bien sea para dejar de beber o limitar tu bebida, escribe algunas ideas en cómo te puedes ayudar en lograr estas metas. Por ejemplo:

- **Deshaste de las tentaciones.** Quita todo el alcohol, utensilios del bar y otros recordatorios de beber de tu casa y de tu oficina.
- **Anuncia tu meta.** Deja que tus amigos, parientes y compañeros de trabajo sepan que estás tratando de dejar de beber. Si ellos beben, pídeles que para que te apoyen en tu recuperación no beban frente a ti.
- **Elimina malas influencias.** Aléjate de las personas que no te apoyen en tus esfuerzos por dejar de beber o que no respeten los límites que has impuesto. Esto pudiera significar alejarte de ciertos amigos y conexiones sociales.
- **Aprende del pasado.** Reflexiona en tus intentos anteriores para dejar de beber. ¿Qué te funcionó? ¿Qué no te funcionó? ¿Qué puedes hacer esta vez que sea diferente para evitar recaídas?

¿Puedo reducir lo que bebo o debo cortar por completo mi manera de beber?

El que puedas o no limitar exitosamente tu manera de beber depende en mucho de la severidad de tu problema con la bebida.

Si eres un alcohólico - lo cual, por definición, significa que no eres capaz de controlar tu manera de beber - es mejor que trates de dejar de beber por completo. Pero si no estás listo en dar ese paso, o si no tienes un problema con el abuso del alcohol pero quieres limitarte por razones personales o de salud, las siguientes recomendaciones te pueden ayudar:

- **Establece una meta para beber.** Elige un límite sobre cuanto vas a beber. Asegúrate de que tu límite no sea de más de un copa por día si eres una mujer y no más de dos si eres un hombre. Ahora escribe tu meta para beber en una hoja de papel. Ponla donde la puedas ver, como por ejemplo en tu refrigerador o en el espejo de tu baño.
- **Mantén un "diario" de tu bebida.** Para ayudarte a alcanzar tu meta, lleva un "diario" de tu bebida. Por ejemplo, anota cada vez que tomes una copa durante una semana. Trata de mantener tu diario por 3 o 4 semanas. Esto te mostrará cuanto has bebido y cuando. Te podrás llegar a sorprender. ¿Qué tan distinta es tu meta de la cantidad que bebes ahora?
- **Velo en casa.** Mantén una pequeña cantidad del alcohol, o nada, en casa. No tengas tentaciones alrededor.

- **Bebe lentamente.** Cuando bebas, bebe despacio. Date un descanso de una hora entre tus copas. Bebe un refresco, agua o jugo después de cada copa con alcohol. ¡No bebas con el estómago vacío! Come algo antes de que estés bebiendo.
- **Date un descanso del alcohol.** Elige un día o dos cada semana cuando no vas a beber nada. Luego, trata de no beber durante toda una semana. Piensa acerca de cómo te sientes física y emocionalmente en esos días. Cuando logres sentirte mejor, te será más fácil dejar de beber para siempre.

Tratamiento del alcohol y recuperación 3: Alcanza la sobriedad de manera segura

Algunas personas pueden alcanzar la sobriedad por sí mismas, mientras que otros necesitan de una supervisión médica para dejar el alcohol de manera segura y confortable. Cuál es la mejor opción para ti depende en mucho en cuanto has estado bebiendo, que tanto tiempo has tenido el problema y otros asuntos de salud que te pudieran estar afectando.

Detrayéndose del alcohol

Cuando bebes fuerte y frecuentemente, tu cuerpo se hace físicamente dependiente del alcohol y tiene síntomas de supresión si dejas de beber de golpe. Los síntomas de la supresión del alcohol varían desde los muy leves a los severos, e incluyen:

- Dolor de cabeza
- Temblores

Tratamiento para la adicción al alcohol y auto-ayuda

- Sudoración
- Nausea o vomito
- Ansiedad e inquietud
- Calambres en el estómago y diarrea
- Dificultad para dormir o concentrarse
- Ritmo cardíaco acelerado y presión sanguínea alta

Los síntomas de la supresión a menudo se inician horas después de haber dejado de beber, llegan a su máximo en uno o dos días y mejoran en unos cinco días. Pero en algunos alcohólicos, la supresión no solo es desagradable y puede amenazar tu vida.

Pide ayuda y llama a la Cruz Roja o ve a urgencias a un hospital si experimentas cualquiera de los siguientes síntomas de supresión:

- Vómito severo
- Confusión y desorientación
- Fiebre
- Alucinaciones
- Agitación extrema
- Convulsiones

Los síntomas listados arriba pueden ser una forma severa de supresión del alcohol llamada delirium tremens, o DT. Esta rara condición de emergencia provoca cambios peligrosos en la manera en la que tu cerebro regula tu circulación y respiración, de modo que es importante obtener ayuda médica de inmediato.

¿Necesito ir a un tratamiento de desintoxicación?

Si eres un bebedor intenso de mucho tiempo, quizás puedas requerir de una desintoxicación supervisada médicamente. La desintoxicación puede ser hecha como un paciente externo o en un hospital o en un centro de tratamiento al alcoholismo, en donde se te pueden recetar medicamentos para prevenir las complicaciones médicas y aliviar los síntomas de la supresión. Habla con tu médico o con un especialista de las adicciones para saber más.

Tratamiento del alcohol y recuperación 4: Encuéntrale un nuevo sentido a la vida

Mientras que alcanzar la sobriedad es un primer paso importante, es tan solo el inicio de la recuperación del alcohol. La rehabilitación o el tratamiento profesional pueden iniciarte en el camino a la recuperación, pero para conservarte libre del alcohol a largo plazo, tendrás que construir una vida nueva, con un significado diferente, donde beber ya no tenga cabida.

5 pasos para un estilo de vida sobrio

- **Cuídate a ti mismo.** Para prevenir cambios de ánimo y combatir las compulsiones, concéntrate en comer apropiadamente y dormir lo suficiente. El ejercicio también es clave: libera endorfinas y estrés y promueve un bienestar emocional.
- **Construye tu propia red de apoyo.** Rodéate de influencias positivas y personas que te hagan sentir bien de ti mismo. Mientras más interesado

estés en otras personas y tu comunidad, más tendrás que perder, lo que te mantendrá motivado y en el camino de la recuperación.

- **Desarrolla actividades e intereses nuevos.** Encuentra pasatiempos nuevos, trabajo voluntario, o un trabajo que le te dé sentido y propósito. Cuando haces cosas que te satisfacen, te siente mejor de ti mismo y beber pierde su encanto.
- **Continúa con tu tratamiento.** Tus probabilidades de mantenerte sobrio mejoran si participas en un grupo de apoyo como Alcohólicos Anónimos, tienes un padrino, o te involucras en terapia o en un programa de ayuda a pacientes externos en una clínica.
- **Maneja el estrés de una forma saludable.** El abuso del alcohol es a menudo un intento disfrazado para administrar el estrés. Encuentra formas más saludables para mantener tu nivel de estrés más controlado, tal como hacer ejercicio, meditar o practicar ejercicios de respiración y otras técnicas de relajación.

Tratamiento del alcohol y recuperación 5: Maneja los disparadores y los antojos

Las compulsiones por beber pueden ser intensas, particularmente en los primeros 6 meses después de haber dejado de beber. Un buen tratamiento del alcohol te prepara para estos retos, ayudándote a desarrollar habilidades nuevas para vivir y tratar con situaciones estresantes, compulsiones para beber y la presión social para beber.

Aléjate de los disparadores que te provocan beber

- **Aléjate de las cosas que disparan tu urgencia por beber.** Si ciertas personas, lugares o actividades disparan tu compulsión por el alcohol, trata de evitarlas. Esto puede significar hacer cambios mayores a tu vida social, tal como encontrar nuevas formas en ver a tus amigos de parranda - e inclusive dejar de verlos.
- **Practica decir "no" al alcohol en eventos sociales.** Sin importar que tanto intentes evitar el alcohol, habrá algunos momentos en los cuales te ofrecerán una copa. Prepárate con anticipación como vas a responder, con un firme, pero educado, "no gracias."

Manejando las compulsiones por el alcohol

Cuando estés batallando con las compulsiones por beber, intenta las siguientes estrategias:

- **Habla con alguien en quien confíes:** tu padrino, un miembro de tu familia que te apoye o amigo, o alguien de tu comunidad religiosa.
- **Procura distraerte hasta que haya pasado la compulsión.** Has una caminata, escucha música, has algo de trabajo en tu casa, sal a dar un paseo, o involúcrate en alguna tarea rápida
- **Recuérdate cuáles son tus razones para no beber.** Cuando tengas una compulsión por el alcohol, existe la tendencia en recordar los efectos positivos de beber y olvidar los negativos. Recuérdate que beber no te hará bien.

- **Acepta la compulsión y navégala, en lugar de tratar de combatirla.** Esto es conocido como "navegar la compulsión". Piensa en tu compulsión como una ola que va a elevarse, romper y disiparse. Cuando navegues la compulsión, sin tratar de batallarla, juzgarla o ignorarla, verás que pasa más rápido de lo que imaginas.

Los 3 pasos básicos para navegar lejos de la necesidad de beber

- **Elabora un inventario de cómo sientes la compulsión.** Has esto sentándote en una silla confortable con tus pies planos sobre el piso y tus manos en una posición cómoda. Has un par de respiraciones profundas y enfoca tu atención hacia tu interior. Permite que tu atención divague a través de tu cuerpo. Toma nota de donde en tu cuerpo sientes la compulsión y como son las sensaciones. Toma nota de cada área donde sientes la urgencia y dite a ti mismo qué es lo que estás sintiendo. Por ejemplo, "Mi compulsión está en mi boca, nariz y estómago."
- **Enfócate en un área donde sientas la urgencia.** Toma nota de las sensaciones exactas en esa área. Por ejemplo, ¿Sientes calor, frío, comezón o entumecimiento? ¿Están tus músculos tensos o relajados? ¿Qué tan grande es el área donde todo esto sucede? Toma nota de las sensaciones y descríbetelas. Toma nota de los cambios que suceden con la sensación. "Mi boca se siente seca y parchada. Hay tensión en mis labios y lengua. Estoy salivando. Al exhalar, puedo imaginar el aroma y el cosquilleo del alcohol"

- **Repite el enfoque con cada parte de tu cuerpo que experimente la compulsión**. Descríbete los cambios que suceden en las sensaciones. Toma nota de cómo la urgencia viene y se va. Muchas personas, cuando tienen compulsión, navegan y se dan cuenta que después de unos minutos la compulsión ha desaparecido. El propósito de este ejercicio, sin embargo, no es hacer que la compulsión se vaya sino la de experimentar la compulsión de una manera nueva. Si practicas la navegación, te familiarizarás con tus compulsiones y aprenderás a navegarlas hasta que se vayan de manera natural.

Tratamiento del alcohol y recuperación 6: Busca apoyo

Bien sea que elijas ir a desintoxicación, confiar en grupos de auto-ayuda, obtener terapia, o hacer un tratamiento auto-dirigido, el apoyo es esencial. No trates de dejar de beber solo. La recuperación de la adicción al alcohol es mucho más sencilla cuando tienes personas en las cual apoyarte para recibir ánimo, confort y guía.

El apoyo lo puedes recibir de miembros de tu familia, amigos, consejeros, otros alcohólicos en recuperación, tus proveedores de salud y las personas de tu comunidad religiosa.

- **Apóyate en amigos cercanos y tu familia -** Contar con el apoyo de amigos y miembros de la familia es un bien invaluable en la recuperación.

Si eres resistente a voltear hacia tus seres queridos porque los has decepcionado anteriormente, considera ir a terapia de pareja o familiar.

- **Construye una red social de sobriedad** - Si tu vida social previa giraba alrededor del alcohol, quizás debas hacer algunas conexiones nuevas. Es importante tener amigos sobrios que te apoyen en tu recuperación. Trata de tomar una clase, unirte a una iglesia o grupo cívico, hacer trabajo voluntario, o asistir a eventos en tu comunidad.

- **Considera cambiarte a un hogar de sobriedad** - Las casas de sobriedad brindan un lugar seguro y de apoyo mientras te estás recuperando de la adicción al alcohol. Son una buena opción si careces de un hogar estable o un ambiente libre del alcohol a donde ir.

- **Has de las juntas una prioridad** - Únete a un grupo de apoyo de recuperación y asiste a las juntas con regularidad. Puede ser muy sanador pasar tiempo con personas que comprenden exactamente por lo que estás pasando. También te puedes beneficiar de las experiencias compartidas de los miembros del grupo y aprender lo que otros han hecho para conservarse sobrios.

Tratamiento del alcohol y recuperación 7: Inicia el tratamiento

Así como te puedes unir a un grupo de apoyo de recuperación, también te puedes decidir a ver a un especialista de la salud mental y sacar ventaja de las últimas terapias y programas para la adicción. Al considerar las diferentes opciones disponibles, ten en mente lo siguiente:

- **No hay una solución mágica o un solo tratamiento que funcione para todos.** Las necesidades de cada uno son diferentes, por lo que es importante que encuentres el programa que sientas bien para ti. Cualquier programa de tratamiento a la adicción al alcohol debe ser adaptado a tus propios problemas y situación.
- **El tratamiento no solo debe contemplar tu abuso del alcohol.** La adicción afecta toda tu vida, lo que incluye tus relaciones, carrera, salud y bienestar psicológico. El éxito del tratamiento depende en el examen de la manera en que el abuso del alcohol te ha impactado y desarrollar una nueva forma de vida.
- **Busca tratamiento para cualquier otro asunto médico o psicológico que estés experimentando.** El abuso del alcohol frecuentemente va de la mano con otros problemas de la salud mental, lo que incluyen ansiedad, depresión, trastorno de déficit de atención y trastorno bipolar, entre otros problemas de salud mental. En muchos casos, beber es un intento por auto-medicarse. Cuando estos problemas concurren, la recuperación depende en tratar a ambos.
- **El compromiso y el seguimiento son claves.** Recuperarse de la adicción al alcohol no es un proceso rápido y fácil. En términos generales, mientras más tiempo y más intensa haya sido tu ingesta alcohólica, lo más largo e intenso que será el tratamiento que vas a necesitar. Pero sin importar la duración del tratamiento en semanas o meses, el seguimiento a largo plazo es crucial para la recuperación.

- **Hay muchos lugares a los cuales acudir para recibir ayuda.** No todos requieren de una desintoxicación supervisada médicamente o un internamiento en una clínica de rehabilitación. El nivel de cuidado que necesitas depende de tu edad, historia del uso del alcohol y otras condiciones médicas o psiquiátricas. Además de médicos y psicólogos, muchos miembros de la religión, trabajadores sociales y consejeros ofrecen servicios de tratamiento para la adicción.

Anticipa retrasos

La recuperación del alcohol es un proceso - uno que a menudo tiene retrasos. No te des por vencido si recaes y bebes. Una recaída alcohólica no quiere decir que eres un fracasado o que nunca vas a ser capaz de alcanzar tu meta. Cada recaída para beber es una oportunidad para aprender y volverse a comprometer con la sobriedad, de modo que quedes menos propenso a recaer en el futuro.

Qué hacer si recaes:

- Deshaste del alcohol y aléjate del lugar en donde recaíste
- Recuérdate que una copa no tiene que convertirse en una recaída desastrosa
- No permitas que los sentimientos de culpa o pena te alejen de volver a tu camino de recuperación
- Llama a tu padrino, consejero o un amigo que te apoye de inmediato para pedir ayuda

Los siguientes pasos...

Encuentra un grupo de apoyo en tu recuperación.
Los grupos de apoyo pueden ser una fuente invaluable
de guía, asistencia y entusiasmo. Muchos utilizan
padrinos - ex alcohólicos que tienen tiempo y
experiencia para mantenerse sobrios - para brindar
apoyo cuando estás tratando con la urgencia para dejar
de beber.

El grupo de apoyo de pares más conocido es
Alcohólicos Anónimos, AA, y solo tiene que ver con
el abuso del alcohol. Para ser miembro de AA solo
necesitas tener el deseo de dejar de beber; no se pagan
honorarios ni cuotas para pertenecer a AA.

**Encuentra el programa de tratamiento del alcohol
apropiado para ti.** Hay muchos tipos diferentes de
programas de tratamiento disponibles para el abuso
del alcohol. Los programas de calidad no solo hacen
hincapié el abuso del alcohol sino también a otros
problemas de vida que contribuyen a tu adicción.

Procura que el programa utilice profesionales de la
salud acreditados. Que el centro cuente con algún tipo
de estadística de éxito en sus tratamientos y que el
centro de desintoxicación tenga un programa de
seguimiento a sus pacientes para prevenir las recaídas

Síntomas de la Depresión y Señales de Alerta

Como reconocer los síntomas de la depresión y obtener ayuda efectiva

Las altas y bajas normales de la vida significan que todos sienten tristeza o tienen "melancolía" de cuando en cuando. Pero si el vacío y la desesperanza se han adueñado de tu vida y no se van, quizás puedas estar sufriendo de depresión. La depresión hace que sea difícil funcionar y disfrutar de la vida como solías hacerlo. Tan solo vivir el día puede ser abrumador. Pero sin importar que tan desesperanzado te sientas, puedes mejorar. Comprendiendo las señales, los síntomas, las causas y el tratamiento de la depresión, es el primer paso para sobreponerse al problema.

¿Qué es la depresión?

La tristeza o el desgano del ánimo son reacciones normales a la lucha por la vida, los obstáculos y las decepciones. Muchas personas utilizan la palabra "depresión" para explicar este tipo de sentimientos, pero la depresión es mucho más que tan solo tristeza.

Algunas personas describen la depresión como "¡vivir en un agujero negro!" o tener un sentimiento avasallante de fatalidad. Sin embargo, algunas personas deprimidas no se sienten tristes para nada - se pueden sentir sin vida, vacíos y apáticos, o los hombres en particular se pueden sentir quizás hasta enojados, agresivos e inquietos.

Cualesquiera los síntomas, la depresión es distinta a la tristeza normal ya que nos envuelve en nuestra vida diaria, interfiere con nuestra habilidad para trabajar, estudiar, comer, dormir y divertirnos. Los sentimientos de desesperanza, abandono e inutilidad son intensos e incesantes, con poco, si no es que ningún alivio.

¿Estás deprimido?

Si te identificas con varias de las señales y síntomas siguientes y simplemente no se van, puedes estar padeciendo una depresión clínica.

- No puedes dormir o duermes demasiado
- No te puedes concentrar o te parece que las actividades que antes eran sencillas ahora son difíciles
- Te sientes desamparado y desesperanzado
- No puedes controlar tus pensamientos negativos, sin importar cuanto lo intentes
- Has perdido el apetito o no puedes dejar de comer
- Estás mucho más irritable, enojón o agresivo que lo normal
- Estás consumiendo más alcohol o sustancias que lo normal o te estás involucrando en conductas imprudentes.
- Tienes pensamientos de que la vida no vale la pena ser vivida. Busca ayuda INMEDIATAMENTE si este es el caso.

¿Cuáles son las señales y síntomas de la depresión?

La depresión varía de persona a persona, pero hay algunas señales y síntomas comunes. Es importante recordar que estos síntomas pueden ser una parte normal de las bajas de la vida. Pero mientras más síntomas tengas, lo más fuertes que sean y lo más que hayan durado - lo más probable es que estás lidiando con depresión. Cuando estos síntomas te abrumen y te incapaciten, es el momento de buscar ayuda.

Las Señales y los síntomas de la depresión incluyen:

- Sentimientos de abandono y desesperanza. Una visión pesimista, como que nada va a mejorar y no hay nada que puedas hacer para mejorar tu situación.
- Pérdida de interés en las actividades diarias. Sin interés en pasatiempos pasados, actividades sociales o el sexo. Has perdido tu habilidad para sentir alegría y placer.
- Cambios en el apetito y tu peso. Pérdida o ganancia significativa en tu peso - un cambio de más del 5% de tu peso normal en un mes.
- Cambios en tu patrón de sueño. Bien sea insomnio, especialmente despertar temprano en la madrugada, o sobre dormir - también conocido como hipersomnia.
- Ira o irritabilidad. Sentirse agitado, inquieto o hasta violento. Tu nivel de tolerancia es bajo, tu temperamento corto y todo y todos te ponen los nervios de punta.

- Pérdida de energía. Sentirse fatigado, torpe y físicamente vacío. Todo tu cuerpo puede sentirse pesado y aún las tareas pequeñas son sobrecogedoras y te lleva más tiempo completarlas.
- Sabotaje. Fuertes sentimientos de minusvalía o culpa. Te criticas con severidad por fallas y errores que percibes.
- Comportamiento imprudente. Te involucras en conductas escapistas tales como abuso de sustancias, apostar compulsivamente, manejar imprudentemente o realizar deportes peligrosos.
- Problemas en concentrarte, tomar decisiones o recordar cosas.
- Dolores y malestares sin explicación. Un incremento de quejas físicas tales como dolores de cabeza, dolor de espalda, músculos adoloridos y dolor abdominal.

Depresión y suicidio

La depresión es un factor mayor del riesgo para suicidarse. La desesperanza y el vacío que viene con la depresión pueden hacer sentir que la única manera de escapar del dolor es con el suicidio. Los pensamientos de muerte o suicidio son síntomas severos de depresión, por lo que cualquier plática o comportamiento de suicidio debe ser tomado de una manera muy seria. No solo es una señal de alerta de que la persona está pensando sobre un suicidio: es un grito para pedir ayuda.

Las señales de alerta del suicidio incluyen:

- Hablar de matarse o hacerse daño
- Expresar fuertes sentimientos de desesperanza o de sentirse atrapado
- Llamar o visitar a personas para decir adiós
- Una preocupación inusual con la muerte o morir
- Comportarse imprudentemente, como si tuvieran un deseo por morir - por ejemplo pasarse altos a toda velocidad.
- Ordenar los asuntos - como regalar objetos preciados, cerrar círculos
- Decir cosas como "Todos estarían mejor sin mí" o "Ya quiero irme de aquí"
- Un cambio repentino de estar extremadamente deprimido a actuar de manera calmada y alegre

Si piensas que un amigo o miembro de tu familia está considerando suicidarse, manifiesta tu preocupación y busca ayuda profesional de inmediato. ¡Hablar abiertamente sobre pensamientos y sentimientos suicidas puede salvar una vida!

Si te estás sintiendo suicida…

Cuando te estés sintiendo extremadamente deprimido o suicida, tus problemas no parecen ser tan solo temporales - parecen ser abrumadores y permanentes. Pero con el tiempo, te vas a sentir mejor, especialmente si buscas ayuda. Si sientes que te quieres suicidar, sabe que hay muchas personas que te quieren apoyar durante estos momentos difíciles, ¡por eso por favor busca ayuda!

101

Las caras de la depresión

La depresión suele verse diferente en los hombres que en las mujeres y en los jóvenes que en los adultos mayores. La consciencia de estas diferencias ayuda a asegurar que el problema sea reconocido y tratado

La depresión en los hombres

La depresión es una palabra muy cargada en nuestra cultura. Muchos la asocian, sin embargo mal, como un signo de debilidad y emoción excesiva. Esto es particularmente cierto con los hombres. Los hombres deprimidos están menos propensos a reconocer sus sentimientos de sabotaje y desesperanza. En lugar de esto, tienden a quejarse de sentirse fatigados, irritados, con problemas de sueño y una pérdida de interés en el trabajo y en los pasatiempos. Otros signos y síntomas de depresión en los hombres incluyen el enojo, la agresión, violencia, conducta imprudente y abuso de sustancias. Aunque los rangos de depresión en las mujeres es dos veces mayor que en los hombres, los hombres tienen un riesgo mayor de suicidarse, sobre todo hombres adultos mayores.

La depresión en las mujeres

Los rangos de depresión en las mujeres son el doble de altos que la de los hombres, Esto es debido en parte a factores hormonales, particularmente cuando se trata del trastorno premenstrual, el trastorno premenstrual disfórico, la depresión post-parto y la depresión peri menopáusica. En lo que respecta a las señales y los síntomas, las mujeres son más propensas que los hombres a experimentar sentimientos pronunciados de culpa, dormir en exceso, comer de más y ganar peso. Las mujeres también son más propensas a sufrir de trastorno afectivo estacional.

La depresión en los jóvenes

Mientras que algunos jóvenes deprimidos aparentan estar tristes, otros no. De hecho, la irritabilidad, en lugar de la tristeza, es el síntoma predominante en los adolescentes deprimidos. Un adolescente deprimido puede ser hostil, lastimoso, o perder con facilidad su compostura. Los dolores sin causa aparente son también síntomas de depresión en los jóvenes.

Si se deja desatendida, la depresión en los jóvenes puede llevar a problemas en el hogar y en la escuela, al abuso de drogas, auto-sabotaje, aún hasta tragedias irreversibles tales como violencia homicida o suicidio. Pero con ayuda, la depresión en jóvenes es altamente tratable.

La depresión en los adultos mayores

Los cambios difíciles que muchos adultos mayores confrontan, tal como luto, pérdida de la independencia y problemas de salud, pueden llevar a la depresión, especialmente en aquellos que carezcan de un sistema fuerte de apoyo. Sin embargo, la depresión no es una parte normal del envejecimiento. Los adultos mayores tienden a quejarse más de lo físico que de los signos emocionales y los síntomas de la depresión, por lo que el problema a menudo pasa desapercibido. La depresión en los adultos mayores está asociada a una mala salud, un alto índice de mortalidad y un alto riesgo de suicidio, de modo que el diagnóstico y el tratamiento son extremadamente importantes.

La depresión post-parto

Muchas mamás de primera vez sufren de una tristeza pasajera. En contraste, la depresión post-parto, es de mayor duración y una depresión más seria disparada, en parte, por los cambios hormonales asociados por tener un bebé. La depresión post-parto se desarrolla a menudo después del nacimiento del bebé, pero cualquier depresión que suceda dentro de los seis meses del parto puede ser considerada depresión post-parto.

¿Cuáles son los tipos de depresión?

La depresión viene en muchas formas y figuras. Los tipos diferentes de depresión tienen síntomas, causas y efectos únicos. Saber qué tipo de depresión padeces te puede ayudar a manejar tus síntomas y obtener el tratamiento más efectivo.

Depresión mayor

La depresión mayor se caracteriza por la inhabilidad de disfrutar la vida y sentir placer. Los síntomas son constantes y varían de moderados a severos. Si se dejan sin atender, la depresión mayor típicamente dura 6 meses. Algunas personas experimentan solamente un único episodio depresivo en toda su vida, pero por lo regular, la depresión mayor es un trastorno recurrente. Sin embargo, hay muchas cosas que puedes hacer para apoyar tu estado de ánimo y reducir el riesgo de reincidencia.

Distimia (depresión menor, recurrente)

La Distimia es un tipo crónico de depresión leve. Más días que no, te sientes ligeramente, o moderadamente, deprimido, aunque puedes tener periodos breves de un ánimo normal. Los síntomas de la Distimia no son tan pronunciados como los de la depresión mayor, pero duran un largo tiempo, por lo menos dos años. Estos síntomas crónicos nos impiden vivir la vida al máximo o de recordar tiempos mejores. Algunas personas también experimentan episodios depresivos mayores encima de la Distimia, una condición conocida como "depresión doble". Si sufres de Distimia, puedes sentir que siempre has estado deprimido. O puedes sentir que tu desanimo continuado sea "tu manera de ser". Sin embargo, la Distimia puede ser tratada, aún si tus síntomas han pasado desapercibidos y sin tratamiento durante años.

Depresión bipolar: cuando la depresión es tan solo uno de los lados de la moneda

El trastorno bipolar, también conocido como maniaco-depresivo, está caracterizado por cambios cíclicos del ánimo. Los episodios depresivos se alternan con *episodios maniacos,* que pueden incluir comportamientos impulsivos, hiperactividad, discurso rápido y poco, si no es que ningún, dormir. Típicamente, el cambio del extremo de un estado de ánimo al otro es gradual, con cada episodio maniaco o depresivo durando por lo menos varias semanas.

Cuando se está deprimido, la persona con trastorno bipolar exhibe los síntomas usuales de la depresión mayor. Sin embargo, los tratamientos para la depresión bipolar son muy diferentes. De hecho, los medicamentos antidepresivos pueden hacer que la depresión bipolar se agrave.

Trastorno afectivo estacional: cuando el invierno anuncia la depresión

Muchas personas se sienten tristes cuando termina el verano, pero algunos desarrollan una depresión con el cambio de la estación, conocido como trastorno estacional afectivo, TEA. Este tipo de depresión afecta entre el 1% y el 2% de la población, particularmente a mujeres y a jóvenes. Parece que el TEA se dispara por la falta de exposición a la luz solar; típicamente llega durante el otoño o el invierno y se desvanece con la llegada de la primavera.

Para combatir el TEA, los médicos recomiendan hacer ejercicio, sobre todo al aire libre y a plena luz del sol. Exponerte a una fuerte luz artificial también puede ayudar. La terapia de luz, también llamada fototerapia, usualmente implica sentarse cerca de una fuente de luz especial que es por mucho más intensa que la luz interior normal, durante 30 minutos cada mañana. La luz debe entrar a través de los ojos para ser efectiva; la exposición en la piel no ha probado ser efectiva. Algunas personas se sienten mejor con tan solo una exposición al tratamiento de luz, pero la mayoría de las personas necesitan por lo menos algunos días de tratamiento y algunos necesitan varias semanas. Se pueden comprar las cajas que emiten la luz apropiada en intensidad (10,000 lux) con un mínimo de luz ultravioleta sin una prescripción, pero es mejor trabajar con un profesional que pueda monitorear tu respuesta.

Hay pocos efectos secundarios a la terapia de luz, pero debes estar consciente de los siguientes problemas potenciales:

- Puede ocurrir una ansiedad leve, temblores, dolores de cabeza, despertar más temprano y cansancio de la vista.
- Hay evidencia que la terapia de luz puede disparar un episodio maníaco en las personas que sean vulnerables
- Mientras que no hay pruebas que la terapia de luz pueda agravar un problema de la vista, debes platicar de cualquier enfermedad de la vista con tu doctor antes de iniciar la terapia de luz. Asimismo ya que puede haber salpullido, informa al doctor de la condición de tu piel.
- Algunas drogas o hierbas te pueden hacer más sensible a la luz que lo normal, como la hierba de San Juan

Causas de la depresión y factores de riesgo

Algunas enfermedades tienen una causa médica específica, lo que hace que su tratamiento sea directo. Si tienes diabetes, tomas insulina. Si tiene apendicitis, se te hace cirugía. La depresión, sin embargo, es más complicada. La depresión no es tan solo el resultado de un desbalance químico en el cerebro y no se cura

107

con tan solo un medicamento. Los expertos creen que la depresión es provocada por una combinación de factores biológicos, psicológicos y sociales. En otras palabras, tu elección de estilo de vida, relaciones, habilidades para subsistir, importan tanto, si no es que más, que la genética. Sin embargo, hay ciertos factores de riesgo te hacen más vulnerable a la depresión.

Causas y factores de riesgo para la depresión

- Soledad
- Falta de apoyos sociales
- Experiencias de vida estresantes recientes
- Una historia familiar de depresión
- Problemas maritales o de relación
- Tensión financiera
- Traumas o abusos de la infancia
- Abuso del alcohol o de las drogas
- Desempleo o subempleo
- Problemas de salud y dolor crónico

La causa de tu depresión ayuda a determinar el tratamiento

Puede ser de ayuda comprender la causa subyacente de tu depresión para sobreponerse al problema. Por ejemplo, si estás deprimido porque te quedaste sin trabajo, el mejor tratamiento para ti es encontrar un trabajo nuevo sin necesidad de tomar un antidepresivo. Si eres nuevo en un área y te sientes solo y triste, hacer amigos nuevos en el trabajo o a través de un pasatiempo probablemente te dará un ímpetu más fuerte a tu ánimo que ir a terapia. En tales casos, la depresión es remediada cambiando la situación.

El camino a la recuperación de la depresión

Tal y como los síntomas y las causas de la depresión son diferentes en diferentes personas, también lo son las maneras de sentirse mejor. Lo que le funcione a una persona pueda no funcionarle a otra y no hay un tratamiento universal que le funcione a todos. Si reconoces los síntomas de la depresión en ti o en un ser querido, date tiempo para explorar las opciones de tratamiento. En la mayoría de los casos, el mejor enfoque abarca una combinación de apoyo social, cambios en el estilo de vida, desarrollo de habilidades emocionales y ayuda profesional.

Pide ayuda y apoyo

Si hasta el pensamiento de tratar tu depresión te parece abrumador, no entres en pánico. Sentirse desesperanzado e inutilizado es un síntoma de la depresión y no es en realidad tu situación. ¡*No* quiere decir que seas débil o que no puedas cambiar! La clave en la recuperación de la depresión es empezar poco a poco y *pedir* ayuda. El hecho tan sencillo como es hablar con alguien cara a cara sobre cómo te sientes puede ser de una ayuda enorme. La persona con la que hables no tiene que ser capaz de arreglarte; tan solo se requiere que te escuche.

Tener un sistema fuerte de apoyo acelerará tu recuperación. El aislamiento da vida a la depresión, por lo que debes salir hacia otros, aún si te gusta estar solo o no te quieras sentir como un peso a otros. La verdad es que la mayoría de la gente va a sentirse satisfecha porque los elijas para confiar en ellos; se van a sentir halagados porque confías en ellos lo suficiente como para abrirte. Por lo que, deja que tu familia y tus amigos sepan que es lo que te está pasando y como te pueden apoyar.

Has cambios saludables a tu estilo de vida

Los cambios de estilo de vida no son siempre fáciles de hacer, pero pueden tener un gran impacto sobre la depresión. Los cambios de estilo de vida que pueden ser muy efectivos incluyen:

- Cultivar relaciones de apoyo
- Hacer ejercicio y dormir bien
- Comer sanamente para elevar tu estado de ánimo naturalmente
- Manejar el estrés
- Practicar técnicas de relajación
- Confrontar patrones de pensamientos negativos

Desarrolla habilidades emocionales

Muchas personas carecen de las habilidades necesarias para manejar el estrés y equilibrar sus emociones. Construir habilidades emocionales te puede dar la habilidad para dar la cara y alejarte de la adversidad, los traumas y las pérdidas. En otras palabras, aprender como reconocer y expresar tus emociones te puede hacer más fuerte.

Busca ayuda profesional

Si el apoyo de tus parientes y amigos, los cambios positivos de estilo de vida y las habilidades emocionales no son suficientes, busca ayuda de un profesional de la salud mental. Existen muchos tratamientos para la depresión, incluyendo terapia, medicamentos y tratamientos alternativos. Aprender sobre tus opciones te va a ayudar a decidir qué medidas son las más apropiadas de acuerdo a tu situación y necesidades particulares.

¿Son correctos los antidepresivos para ti?

Los medicamentos pueden ayudar a aliviar los síntomas de la depresión en algunas personas, pero no son una cura y tienen ciertas desventajas por sí mismos. Aprender los hechos sobre los antidepresivos y sopesar los beneficios contra los riesgos puede ayudarte a tomar una decisión informada y personal si los medicamentos son correctos para ti.

El tratamiento efectivo para la depresión a menudo incluye algún tipo de terapia. La terapia te da las herramientas para tratar la depresión desde una variedad de ángulos. Asimismo, lo que aprendas en terapia te dará las habilidades y la comprensión para prevenir que la depresión te regrese.

Algunos tipos de terapia te enseñan técnicas prácticas en como reenfocar tus pensamientos negativos y utilizar habilidades conductuales para combatir la depresión. La terapia también te puede ser de ayuda para trabajar la raíz de tu depresión, ayudándote a comprender por qué te sientes de cierto modo, que es

111

lo que te dispara la depresión y que es lo que puedes
hacer para mantenerte sano.

Síntomas y Señales del Trastorno Bipolar

Reconociendo la manía, la hipomanía y la depresión bipolar

Todos tenemos nuestras altas y bajas, pero con el trastorno bipolar, estas altas y bajas son más severas. Los síntomas del trastorno bipolar pueden afectar tu trabajo y desempeño en la escuela, dañar tus relaciones y alterar tu vida diaria. Y aunque se puede dar un tratamiento, muchas personas no reconocen las señales tempranas de alerta para obtener la ayuda que necesitan. Debido a que el trastorno bipolar tiende a empeorar sin tratamiento, es importante aprender cómo se perciben sus síntomas. Reconocer el problema es el primer paso para mejorar.

¿Qué es el trastorno bipolar?

¡Tú te puedes ayudar a sentirte mejor!

El trastorno bipolar - también conocido como maníaco depresivo - provoca cambios serios en el estado de ánimo, energía, pensamiento y conducta - desde las crestas de la manía en un extremo, a los valles de la depresión en el otro. Más que un pasajero buen o mal humor, los ciclos del trastorno bipolar duran días, semanas o meses. Y a diferencia de los cambios ordinarios de estado de ánimo, los cambios de ánimo del trastorno bipolar son tan extremosos que interfieren con tu habilidad para funcionar.

Durante un episodio maníaco, una persona puede abandonar impulsivamente un trabajo, cargar cantidades enormes en sus tarjetas de crédito, o sentirse descansado después de haber dormido tan solo un par de horas. Durante un episodio depresivo, la misma persona puede sentirse demasiado cansada como para salirse de la cama y llenarse de pensamientos y sentimientos de auto sabotaje y desesperanza por estar desempleado y endeudado.

Las causas que provocan el trastorno bipolar no han sido plenamente comprendidas, pero a menudo aparentan ser de una naturaelza hereditaria. El primer episodio maniaco o depresivo del trastorno bipolar generalmente sucede durante la adolescencia o cuando se es un adulto joven. Los síntomas pueden ser sutiles y confusos; muchas personas con el trastorno bipolar pasan desapercibidas o son mal diagnosticadas. Pero con el tratamiento adecuado y apoyo, puedes llevar una vida plena y satisfactoria.

Mitos y hechos sobre el trastorno bipolar

Mito: Las personas con trastorno bipolar no pueden mejorar y llevar una vida normal.
Hecho: Muchas personas con trastorno bipolar tienen carreras exitosas, vidas en familia alegre y relaciones satisfactorias. Vivir con trastorno bipolar es un reto, pero con tratamiento, habilidades sanas para hacer frente a la vida y un sistema de apoyo sólido, puedes vivir una vida plena mientras manejas tus síntomas.

Mito Las personas con trastorno bipolar oscilan de un lado a otro entre la manía y la depresión.

Hecho: Algunas personas alternan entre episodios extremos de manía y depresión, pero la mayoría está más en depresión más a menudo que en manía. La manía también puede ser tan suave que pase desapercibida. Las personas con trastorno bipolar pueden pasar mucho tiempo sin síntomas.

Mito: El trastorno bipolar solo afecta al estado de ánimo.
Hecho: El trastorno bipolar también afecta tu nivel de energía, juicio, memoria, concentración, apetito, patrones de sueño, libido y auto-estima. Además, el trastorno bipolar ha sido relacionado a la ansiedad, el abuso de sustancias y problemas de salud tales como la diabetes, enfermedades cardiovasculares, migraña y presión arterial alta.

Mito: Aparte de tomar medicamentos, no hay nada más que se pueda hacer para controlar el trastorno bipolar.
Hecho: Mientras que los medicamentos son el fundamento del tratamiento del trastorno bipolar, la terapia y las estrategias de auto-ayuda juegan roles importantes. Puedes ayudar a controlar tus síntomas ejercitándote regularmente, durmiendo lo suficiente, comiendo bien, monitoreando tu ánimo, manteniendo el estrés en un mínimo y rodeándote de personas que te apoyen.

Señales y síntomas del trastorno bipolar

2   manía severa
1   hipomanía
0   Estable

-1   deprimido
-2   depresión mayor

El trastorno bipolar se puede ver diferente en personas diferentes. Los síntomas varían ampliamente en su patrón, severidad y frecuencia. Algunas personas son más susceptibles a la manía o a la depresión, mientras que otras alternan por igual entre los dos tipos de episodios. Algunos tienen disrupciones frecuentes del ánimo, mientras que otros experimentan solo unos cuantos episodios en toda su vida.

Hay *cuatro tipos de episodios de ánimo* en el trastorno bipolar: manía, hipomanía, depresión y episodios mixtos. Cada tipo de episodio de ánimo en el trastorno bipolar tiene síntomas únicos.

Señales y síntomas de la manía

En la fase maníaca del trastorno bipolar, los sentimientos de energía incrementada, creatividad y euforia son comunes. Las personas que experimentan un episodio maníaco a menudo hablan muy rápido, duermen muy poco y están hiperactivos. También se pueden sentir todo-poderosos, invencibles, o destinados a la grandeza.

Pero aunque en un principio la manía se siente bien, tiene la tendencia a salirse fuera de control. Las personas a menudo se comportan de manera imprudente durante un episodio maniaco: apuestan sus ahorros, se involucran en actividades sexuales inapropiadas, o hacen inversiones de negocios tontas, por ejemplo. También pueden estar enojados, irritables y agresivos, peleando, criticando cuando otros no estén de acuerdo con sus planes y culpándolos por criticarlos por su conducta. Algunos pueden alucinar o comenzar a escuchar voces.

Síntomas de la hipomanía

La hipomanía es una forma menos severa que la manía. Las personas en un estado hipomaníaco se sienten eufóricas, energéticas y productivas, pero son capaces de seguir adelante con sus vidas del diario y nunca pierden contacto con la realidad. Para otros, parecería que las personas con hipomanía tan solo están de muy buen humor. Sin embargo, la hipomanía puede provocar malas decisiones que dañen las relaciones, carrera y la reputación. Además, la hipomanía a menudo progresa a una manía completa, o luego es seguida de un episodio depresivo mayor.

Las señales y síntomas de la hipomanía incluyen:

- Sentirse inusualmente "elevado" y optimista O extremadamente irritable
- Irreal, creencias grandiosas sobre las habilidades o poderes personales
- Dormir muy poco, pero sentirse con mucha energía
- Hablar tan rápido que las personas no pueden alcanzarlos
- Pensamientos acelerados, brincando de una idea a la siguiente a gran velocidad
- Se distraen con facilidad, incapaz de concentrarse
- Mal juicio e impulsividad

- Actuar imprudentemente sin pensar en las consecuencias
- Falsas ilusiones y alucinaciones (en casos severos)

Señales y síntomas de la depresión bipolar

En el pasado, a la depresión bipolar se le consideraba como una depresión normal, pero un cuerpo creciente de investigación sugiere que hay diferencias significativas entre las dos, sobre todo cuando se habla de los tratamientos recomendados. A la mayoría de las personas con depresión bipolar no les ayudan los antidepresivos. De hecho, se corre el riesgo que los antidepresivos empeoren al trastorno bipolar - disparando la manía o la hipomanía, provocando ciclar rápidamente entre los estados de ánimo, o interfiriendo con los medicamentos estabilizadores de ánimo.

A pesar de muchas similitudes, ciertos síntomas son más comunes en la depresión bipolar que en la depresión normal. Por ejemplo, la depresión bipolar es más propensa a provocar irritabilidad, culpa, cambios de estado de ánimo impredecibles y sentimientos de inquietud. Las personas con depresión bipolar también tienden a moverse y hablar con lentitud, duermen mucho y ganan peso. Además, son más propensos a desarrollar una depresión psicótica, una condición en la cual han perdido el contacto con la realidad, y experimentar una discapacitación mayor en el trabajo y en sus relaciones sociales.

Los síntomas comunes de la depresión bipolar incluyen:

- Sentirse desamparado, triste o vacío
- Irritabilidad
- Incapacidad para sentir placer
- Fatiga o pérdida de energía
- Torpeza física y mental
- Cambios en el apetito y el peso
- Problemas con el sueño
- Problemas con la memoria y la concentración
- Sentimientos de poca valía y culpa
- Pensamientos sobre la muerte o el suicidio

Señales y síntomas de los episodios mixtos

Un episodio mixto del trastorno bipolar incluye síntomas tanto de la manía o hipomanía y la depresión. Las señales de un episodio mixto incluyen depresión combinada con agitación, irritabilidad, ansiedad, insomnio, distracción y pensamientos acelerados. Esta combinación de alta energía y ánimo decaído provoca un riesgo muy alto de suicidio

Las diferentes caras del trastorno bipolar

- **Trastorno Bipolar I (manía o un episodio mixto)** - Esta es la forma clásica de la enfermedad maniaco-depresiva, caracterizada por por lo menos con un episodio maniaco o un episodio mixto. Usualmente - pero no siempre - el Trastorno Bipolar I también incluye un episodio de depresión.
- **Trastorno Bipolar II (hipomanía y depresión)** - En el trastorno bipolar II, la persona no experimenta un episodio maniaco completo. En

lugar de esto, la enfermedad implica episodios de hipomanía y depresión severa.

- **Ciclotimia (hipomanía y depresión leve)** - La ciclotimia es una forma leve de trastorno bipolar que consiste en el ciclado de las variaciones en el estado de ánimo. Sin embargo, los síntomas son menos severos que la manía completa o la depresión.

Tratamiento para el trastorno bipolar

Si detectas los síntomas de la depresión bipolar en ti mismo o en alguien más, no te esperes a obtener ayuda. Ignorar el problema no hará que desaparezca; de hecho, con toda seguridad va a empeorar. Vivir con trastorno bipolar sin tratamiento puede llevar a problemas en todo, desde tu carrera a tus relaciones y salud. Diagnosticar el problema tan temprano como sea posible y entrar a tratamiento puede ayudar a prevenir estas complicaciones.

Si estás reacio a buscar tratamiento porque te gusta la manera en la que te sientes cuando estás en manía, recuerda que la energía y la euforia se cobran la factura. La manía y la hipomanía a menudo se hacen destructivas, lastimándote a ti y a las personas a tu alrededor.

Conceptos básicos en el tratamiento del trastorno bipolar

- **El trastorno bipolar requiere de un tratamiento a largo plazo.** Como el trastorno bipolar es una enfermedad crónica y con recaídas, es importante continuar el tratamiento aún cuando te estés sintiendo mejor. La mayor parte de las personas con trastorno bipolar necesitan medicamentos para prevenir episodios nuevos y mantenerse libre de síntomas.

* **Hay más al tratamiento que los medicamentos.** Tan solo los medicamentos no son a menudo suficientes para controlar los síntomas del trastorno bipolar. La estrategia de tratamiento más efectiva para el trastorno bipolar requiere de una combinación de medicamentos, terapia, cambios en el estilo de vida y apoyo social.

Es mejor trabajar con un psiquiatra experimentado. El trastorno bipolar es una condición compleja. El diagnóstico puede ser elusivo y el tratamiento a menudo es difícil. Por razones de seguridad, los medicamentos deben ser cuidadosamente monitoreados. Un psiquiatra con experiencia en el tratamiento del trastorno bipolar te puede ayudar a sobreponerte a estos retos

Auto-ayuda para el trastorno bipolar

Mientras que tratar con el trastorno bipolar no es siempre fácil, no tiene porqué controlar tu vida. Pero para poder lograr manejar exitosamente el trastorno bipolar, tienes que tomar decisiones inteligentes. Tu estilo de vida y tus hábitos diarios tienen un impacto significativo en tu ánimo.

- **Estudia.** Aprende tanto como te sea posible sobre el trastorno bipolar. Mientras más sepas, más podrás ayudarte en tu recuperación.
- **Mantén el estrés controlado.** Evita situaciones de alto estrés, mantén un saludable equilibrio en tu vida laboral, e intenta técnicas de relajación tal como la meditación yoga o respiraciones profundas.
- **Busca apoyo.** Es importante tener gente en la cual confiar para que te ayude y te anime. Trata de unirte a un grupo de apoyo o hablar con un amigo de confianza. Buscar ayuda no es un signo de debilidad y no significa que serás un peso para otros. De hecho, la mayoría de tus amigos se sentirán halagados que confíes en ellos lo suficiente para tenerles confianza y esto fortalecerá tu relación.
- **Toma decisiones saludables.** Dormir y comer sanamente y buenos hábitos de ejercicio pueden ayudarte a estabilizar tu ánimo. Es particularmente importante mantener un rutina regular de sueño.
- **Monitorea tu ánimo.** Registra tus síntomas y busca las señales de que tu ánimo se están saliendo de control para que puedas frenar el problema antes de que progrese.

El trastorno bipolar y el suicidio

La fase depresiva del trastorno bipolar es a menudo muy severa y el suicidio es un factor de riesgo. De hecho, las personas que sufren de trastorno bipolar son más propensas a intentar suicidarse que aquellas que padecen de depresión normal. Además, sus intentos de suicidio tienden a ser más letales.

El riesgo de suicidio es todavía más alto en las personas con trastorno bipolar que tengan episodios de depresión frecuentes, episodios mixtos, o una historia de abuso del alcohol o de las drogas, una historia de familia con suicidios, o una ocurrencia a temprana edad de la enfermedad.

Las señales de alerta del suicidio incluyen:

- Hablar sobre la muerte, del suicidio o hacerse daño
- Sentirse desesperanzado o inútil
- Sentirse sin valor o como un peso para otros
- Actuar imprudentemente, como si uno tuviera el "deseo de morir."
- Ordenar los asuntos como para decir adiós
- Buscar armas o pastillas que pudieran ser utilizadas para cometer suicidio

Importante

Es muy importante tomar cualquier pensamiento o diálogo de suicidio con mucha seriedad. Si tú, o alguien a quien quieras, está suicida, llama a pedir ayuda a un amigo, la Cruz Roja, SAPTEL - Servicio de Apoyo Psicológico Telefónico o contacta a un médico.

Las causas del trastorno bipolar y disparadores

El trastorno bipolar no tiene una causa única. Parece que ciertas personas están genéticamente predispuestas al trastorno bipolar, sin embargo no todos los que han heredado la vulnerabilidad desarrollan la enfermedad, lo cual indica que no solo la genética es la única causa. Algunos estudios de mapeo del cerebro muestran cambios físicos en los cerebros de las personas con trastorno bipolar. Otras investigaciones señalan desbalances en los neurotransmisores, funcionamiento anormal de la tiroides, perturbaciones en los ciclos circadianos y niveles altos de la hormona del estrés cortisol.

Los factores ambientales y psicológicos también se cree que están implicados en el desarrollo del trastorno bipolar. Estos factores externos se les conoce como *disparadores.* Los disparadores pueden dar pie a episodios nuevos de manía o depresión o hacer que los síntomas existentes empeoren. Sin embargo, muchos episodios del trastorno bipolar suceden sin un disparador aparente.

- **Estrés** - Los eventos de vida estresantes pueden disparar al desorden bipolar en alguien con una vulnerabilidad genética. Estos eventos tienden a implicar cambios drásticos o repentinos, ya sean buenos o malos, tales como casarse, cambiarse de residencia, perder a un ser querido o quedarse sin empleo.

- **Abuso de sustancias** - Mientras que el abuso de sustancias no causa el trastorno bipolar, pueden provocar un episodio o empeorar el curso de la enfermedad. Las drogas tales como la cocaína, éxtasis y las anfetaminas pueden disparar la manía, mientras que el alcohol y los tranquilizadores puedes disparar la depresión.
- **Medicamentos** - Ciertos medicamentos, más notablemente los antidepresivos, pueden disparar la manía. Otros medicamentos que pueden provocar manía incluyen medicamentos para los resfriados, inhibidores del apetito, cafeína, cortico esteroides y medicamentos para la tiroides.
- **Cambios estacionales** - Los episodios de manía y depresión a menudo siguen un patrón de acuerdo a las estaciones del año. Los episodios maníacos son más comunes durante el verano y los episodios depresivos son más comunes en el otoño, el invierno y la primavera.
- **Privación del sueño** - La ausencia de sueño, aún tan poco como perderse de unas cuantas horas, puede disparar un episodio de manía.

Ataques de Ansiedad y Trastornos de Ansiedad

Señales, síntomas y como encontrar un tratamiento que te funcione

Es normal sentirse ansioso cuando uno se confronta a una situación de reto, tal como una entrevista de trabajo, un examen difícil, o una cita a ciegas. Pero si tus preocupaciones y miedos te sobrecogen e interfieren con tu vida diaria, puedes estar padeciendo de un trastorno de ansiedad. Existen muchos diferentes tipos de trastornos de ansiedad - y muchos tratamientos efectivos y estrategias de auto-ayuda. Una vez que comprendas tu trastorno de ansiedad, hay pasos que puedes dar para reducir tus síntomas y recuperar el control de tu vida.

Comprendiendo los trastornos de ansiedad

La ansiedad es la respuesta natural del cuerpo al peligro, una alarma automática que se enciende cuando te sientes amenazado, bajo presión, o te estás confrontando a una situación estresante.

Con moderación, la ansiedad no siempre es mala. De hecho, la ansiedad te puede ayudar a estar alerta y enfocado, incitarte a la acción y motivarte a solucionar problemas. Pero cuando la ansiedad es constante o perturbadora, cuando interfiere con tus relaciones y actividades, deja de ser funcional - aquí es donde ha cruzado la línea de la ansiedad normal y productiva al territorio de los trastornos de ansiedad.

127

¿Tus síntomas indican un trastorno de ansiedad?

Si te identificas con varios de los siguientes signos y síntomas y no se van, puedes estar sufriendo de un trastorno de ansiedad.

- ¿Continuamente estás tenso, preocupado, o te sientes al filo de la navaja?
- ¿Tu ansiedad interfiere con tu trabajo, escuela, o responsabilidades familiares?
- ¿Estás plagado de miedos que sabes que son irracionales, pero de los que no te puedes desprender?
- ¿Crees que algo malo va a suceder si ciertas cosas no son hechas de cierto modo?
- ¿Te alejas de situaciones o actividades de tu vida diaria porque te provocan ansiedad?
- ¿Experimentas ataques repentinos, no esperados de pánico, que aceleran tu corazón?
- ¿Sientes que el peligro y la catástrofe estás a la vuelta de cada esquina?

Señales y síntomas de los trastornos de ansiedad

Como los trastornos de ansiedad son un grupo de condiciones relacionadas en lugar de un solo trastorno, pueden verse de formas muy diferentes de persona a persona. Un individuo puede sufrir de ataques de ansiedad intensos que llegan sin previo aviso, mientras que otro le entra pánico por pensar como encajar en una fiesta. Alguien más puede batallar con el miedo de conducir, o con pensamientos incontrolables, intrusivos. Sin embargo, otro puede vivir en un estado constante de tensión, preocupándose de cualquier cosa y de todo.

A pesar de sus diferentes formas, todos los trastornos de ansiedad comparten un síntoma mayor: un miedo o preocupación persistente o severo donde la mayoría de las personas no se sentirían amenazadas.

Síntomas emocionales de la ansiedad

Además de los síntomas primarios de miedos y preocupaciones irracionales y excesivas, otros síntomas emocionales comunes de la ansiedad incluyen:

- Sentimientos de aprensión o pánico
- Dificultad para concentrarse
- Sentirse tenso y nervioso
- Irritabilidad
- Inquietud
- Buscar señales de peligro
- Sentir que tu mente está en blanco
- Esperar que lo peor suceda

Síntomas físicos de la ansiedad

La ansiedad es más que tan solo un sentimiento. Como resultado de la respuesta del cuerpo de luchar o correr, la ansiedad implica una amplia variedad de síntomas físicos, y los que padecen de trastorno de ansiedad a menudo confunden su trastorno con una enfermedad física. Pueden visitar a muchos médicos y

hacer varios viajes al hospital antes de que se les
descubra el trastorno de ansiedad.

Los síntomas físicos comunes de la ansiedad incluyen:

- Palpitaciones fuertes del corazón
- Problemas gástricos
- Micción frecuente o diarrea
- Dificultad para respirar
- Temblores y tics
- Tensión muscular
- Dolores de cabeza
- Fatiga
- Insomnio

El enlace entre los síntomas de la ansiedad y la depresión

Muchas personas con trastornos de ansiedad también
sufren de depresión en algún momento. Se cree que la
ansiedad y la depresión tienen su origen en la misma
vulnerabilidad biológica, lo que pudiera explicar
porque van de la mano. Ya que la depresión empeora
la ansiedad, y viceversa, es importante buscar
tratamiento para ambas condiciones.

Ataques de ansiedad y sus síntomas

Los ataques de ansiedad, también conocidos como
ataques de pánico, son episodios de pánico o miedo
intensos. Los ataques de ansiedad generalmente
suceden repentinamente y sin previo aviso. Algunas
veces puede haber un disparador obvio - por ejemplo

quedarse atorado en un elevador, por ejemplo, o pensar sobre el gran discurso que vas a dar - pero en otros casos, los ataques surgen de la nada.

Los ataques de ansiedad usualmente alcanzan su máxima intensidad dentro de los primeros diez minutos y rara vez duran más de 30. Pero en ese breve período de tiempo, el terror puede ser tan severo que puedes sentir que te vas a morir o perder completamente el control. Los síntomas físicos de los ataques de ansiedad son en sí mismos tan alarmantes que muchas personas piensan que están sufriendo de un infarto. Después de que el ataque de ansiedad terminó, puedes preocuparte de sufrir otro, particularmente en un lugar público donde no puedas encontrar ayuda o no te puedas escapar con facilidad.

Los síntomas de los ataques de ansiedad incluyen:

- Surgimiento de pánico avasallador
- Hiperventilación
- Flashes de calor o escalofríos
- Temblores
- Miedo de perder el control o de enloquecer
- Palpitaciones o dolor en el pecho
- Sentirse irreal
- Sentir que te vas a desmayar
- Dificultad para respirar o una sensación de ahogarse

Tipos de trastornos de ansiedad

Hay seis tipos mayores de trastornos de ansiedad, cada uno con su perfil distintivo de síntomas:

trastorno de ansiedad generalizado, trastorno obsesivo-compulsivo, trastorno de pánico (ataques de ansiedad), fobia, trastorno de estrés postraumático y trastorno de ansiedad social.

Trastorno de ansiedad generalizado

Si las preocupaciones y los miedos te distraen de tus actividades diarias o te molesta un sentimiento persistente de que algo malo va a suceder, puedes estar padeciendo un trastorno de ansiedad generalizado - TAG. Las personas con TAG son personas preocupadas crónicamente que se sienten ansiosas casi todo el tiempo, aunque no saben por qué. El TAG relacionado a la ansiedad a menudo se manifiesta con síntomas como insomnio, malestar estomacal, inquietud y fatiga.

Ataques de ansiedad (trastorno de pánico)

El trastorno de pánico se caracteriza por ataques de pánico no esperados, así como miedo a padecer otro episodio. El trastorno de pánico también puede estar acompañado de agorafobia, que es el miedo de estar en lugares donde puedes quedar atrapado o la ayuda sería difícil en caso de un ataque de pánico. Si padeces agorafobia, es común que evites los lugares públicos tales como centros comerciales o espacios confinados tales como aviones.

Trastorno obsesivo-compulsivo (TOC)

El trastorno obsesivo-compulsivo (TOC) se caracteriza por conductas o pensamientos no deseados que parecen imposibles de detener o controlar. Si padeces de TOC, puedes estar perturbado por obsesiones tales como una preocupación recurrente de que olvidaste apagar la estufa o de que puedes lastimar a alguien. También puedes sufrir de compulsiones incontrolables, tales como lavarte las manos una y otra vez.

Fobia

La fobia es un miedo irreal o exagerado a un objeto, actividad o situación específicos que en la realidad no presentan peligro alguno. Las fobias comunes incluyen miedo a los animales tales como víboras y arañas, el miedo a volar y el miedo a las alturas. En el caso de fobias severas, puedes ir a grandes extremos para evitar la cosa a la que le temes. Desafortunadamente, evitarlo solamente contribuye a fortalecer la fobia.

Trastorno de ansiedad social

Si tienes un miedo debilitante de ser visto de manera negativa por otros y humillado en público, pudieras padecer de trastorno de ansiedad social, también conocido como fobia social. El trastorno de ansiedad social puede ser pensado como una extrema timidez. En casos severos, las situaciones sociales son evitadas a cualquier costa.

La ansiedad al desempeño, mejor conocido como pánico escénico, es la forma más común de fobia social.

Trastorno de estrés postraumático

El trastorno de estrés postraumático (TSPT) es una trastorno extremo de ansiedad que ocurre después del caos en un evento traumático o que atente contra la vida. El TSPT puede ser pensado como un ataque de pánico que rara vez, si es que alguna vez, se puede dejar. Los síntomas de TSPT incluyen recuerdos o pesadillas sobre lo que sucedió, hipervigilia, alarmarse con facilidad, alejarse de otros y evitar situaciones que te recuerden el evento.

Auto-ayuda para la ansiedad, los ataques de ansiedad y los trastornos de ansiedad

No todos los que se preocupan mucho tienen un trastorno de ansiedad. Puedes sentirte ansioso por una agenda de trabajo muy demandante, la falta de ejercicio o de sueño, presión en el hogar o el trabajo, o inclusive por tomar mucho café.

El común denominador es que si tu estilo de vida es poco sano y estresante, estarás más propenso a sentirte ansioso, bien sea que padezcas o no de un trastorno de ansiedad. Por lo que si te preocupas mucho, date tiempo para evaluar que tan bien te estás cuidando.

- ¿Te das tiempo diario para relajarte y divertirte?
- ¿Estás obteniendo el apoyo emocional que requieres?
- ¿Estás cuidando tu cuerpo?
- ¿Estás saturado de responsabilidades?
- ¿Pides ayuda cuando la necesitas?

Si tus niveles de estrés son muy altos, piensa en cómo puedes traer tu vida de regreso al equilibrio. Puede haber responsabilidades de las que te puedas deshacer, negarte a cumplir o delegar en otros. Si te estás sintiendo solo y sin apoyo, encuentra a alguien en quien confiar. El solo hablar de tus preocupaciones puede hacer que se vean menos amenazantes.

Auto-ayuda para los ataques de ansiedad y los trastornos de ansiedad #1: Confronta los pensamientos negativos

- **Escribe tus preocupaciones.** Mantén una libreta y pluma contigo, o escribe en una laptop, teléfono inteligente o tableta. Cuando sientas ansiedad, escribe que te preocupa. Escribir es más difícil que tan solo pensar, pero tus pensamientos negativos se podrán disipar más rápidamente.
- **Crea un periodo de preocupación y ansiedad.** Elije uno o dos "periodos de preocupación y ansiedad" de diez minutos al día, tiempo que vas a dedicar a tu ansiedad. Durante este período, enfócate solo en lo negativo, pensamientos ansiosos sin tratar de corregirlos. El resto del día, sin embargo, debe ser designado como libre de ansiedad. Cuando los pensamientos de ansiedad broten en tu cabeza durante el día, escríbelos y "pospónlos" para tu período de preocupación y ansiedad.
- **Acepta la incertidumbre.** Desafortunadamente, preocuparte de todas las cosas que puedan salir mal no hace que la vida sea más predecible, solamente te mantiene alejado de disfrutar el presente. Aprende a aceptar la incertidumbre y no

exijas soluciones inmediatas a los problemas de la vida.

Auto-ayuda para los ataques de ansiedad y los trastornos de ansiedad #2: Cuídate a ti mismo

- **Practica técnicas de relajación.** Si se practican con regularidad, las técnicas de relajación tales como la meditación en blanco y la respiración profunda pueden reducir los síntomas de la ansiedad e incrementar los sentimientos de relajación y el bienestar emocional.
- **Adopta hábitos sanos de comida.** Inicia tu día bien desayunando y continúa con pequeñas comidas frecuentes a través del día. El pasar mucho tiempo sin comer te lleva a niveles bajos de azúcar, lo que te puede hacer sentir ansioso.
- **Reduce el alcohol, las drogas y la nicotina.** Te producen más ansiedad, no menos.
- **Ejercítate con regularidad.** El ejercicio es un aniquilador natural del estrés y un liberador de la ansiedad. Para lograr el máximo beneficio, trata de hacer unos 30 minutos de ejercicio aeróbico la mayor parte de los días.
- **Duerme bien.** La falta de sueño puede exacerbar los pensamientos y los sentimientos ansiosos, por lo que trata de dormir 7 a 9 horas de sueño de calidad por noche.

Cuando se debe buscar ayuda profesional para los trastornos de ansiedad

Mientras que las técnicas de auto-ayuda pueden ser muy efectivas, si tus preocupaciones, miedos, o ataques de ansiedad se han hecho tan grandes que te están provocando perturbaciones o un gran estrés en tu rutina diaria, es importante que busques ayuda profesional.

Si estás sintiendo una gran cantidad de síntomas de ansiedad física, considera hacerte un chequeo médico. Tu doctor puede checarte para estar seguro que tu ansiedad no esté siendo provocada por una condición médica, tal como un problema de la tiroides, hipoglucemia, o asma. Ya que ciertos medicamentos y suplementos pueden provocar ansiedad, tu médico también querrá saber los que estás tomando, así como de las curaciones con té de hierbas y drogas recreativas que estés tomando.

Si tu médico descarta una causa médica, el siguiente paso es consultar a un terapeuta que tenga la experiencia en tratar ataques de ansiedad y trastornos de ansiedad. El terapeuta trabajará contigo para determinar la causa y el tipo de tu trastorno de ansiedad y determinará un curso de tratamiento.

Opciones en el tratamiento de los trastornos de ansiedad

Los trastornos de ansiedad responden muy bien al tratamiento y a menudo en un período muy breve de tiempo. El enfoque específico de tratamiento depende del tipo de trastorno de ansiedad y su severidad. Pero en general, la mayoría de los trastornos de ansiedad son tratados con terapia conductual, medicamentos, o alguna combinación de ambos. Algunas veces, tratamientos complementarios o alternativos, también pueden ser de gran ayuda.

Terapia Conductual para los trastornos de ansiedad

La terapia cognitiva-conductual y la terapia de exposición son tipos de terapia conductual, lo que quiere decir que se enfocan en la conducta en lugar de los conflictos psicológicos subyacentes o asuntos del pasado. La terapia conductual para la ansiedad usualmente toma entre 5 y 20 sesiones semanales.

- **Terapia cognitivo-conductual**. Se enfoca en los pensamientos - o cogniciones - además de las conductas. En el tratamiento del trastorno de ansiedad, la terapia cognitivo-conductual te ayuda a identificar y confrontar los patrones de pensamientos negativos y las creencias irracionales que alimentan tu ansiedad.
- **Terapia de exposición.** Para el tratamiento del trastorno de ansiedad, anima a confrontar tus miedos en un ambiente seguro y controlado. A través de la exposición repetida al objeto o situación temida, bien sea en tu imaginación o en la realidad, ganas un gran sentido de control. Conforme confrontes tu miedo, sin ser lastimado, tu ansiedad progresivamente disminuirá.

Medicamentos para los trastornos de ansiedad

¿Es correcta para ti la medicación contra la ansiedad?

Los medicamentos ansiolíticos pueden formar un hábito y provocar efectos secundarios indeseables, por lo que asegúrate que investigues bien las opciones. Es importante sopesar los beneficios y los riesgos para que puedas hacer una decisión bien fundamentada sobre si los medicamentos ansiolíticos son el tratamiento correcto para ti.

Una gran variedad de medicamentos, que incluyen las benzodiacepinas y antidepresivos, son utilizados en el tratamiento en los trastornos de ansiedad. Pero los medicamentos son más efectivos si se combinan con terapia conductual y estrategias de auto-ayuda de la ansiedad. Los medicamentos pueden ser utilizados en ciertas ocasiones a corto plazo para aliviar síntomas severos de ansiedad para que otras formas de terapia puedan ser aplicadas.

La esquizofrenia, señales, tipos y causas

Comprendiendo los síntomas, tipos, causas y advertencias tempranas de señales de la esquizofrenia

La esquizofrenia es un trastorno demandante que hace difícil distinguir lo que es real de lo irreal, pensar con claridad, manejar las emociones, relacionarse con otros y funcionar normalmente. Pero esto no quiere decir que no exista esperanza. La esquizofrenia puede ser tratada exitosamente. El primer paso es identificar los signos y sus síntomas. El segundo paso es buscar ayudar sin demoras y el tercero es adherirse al tratamiento. Con el tratamiento correcto y el apoyo, las personas con esquizofrenia pueden llevar una vida feliz y plena.

¿Qué es la esquizofrenia?

¡Ayúdate a ti mismo y a otros a sentirse mejor!

La esquizofrenia es un desorden del cerebro que afecta la forma en la que una persona actúa, piensa y ve al mundo. Las personas con esquizofrenia tienen una percepción alterada de la realidad, a menudo, la *pérdida* significativa con la realidad. Pueden ver o escuchar cosas que no existen, hablar de maneras extrañas o confusas, creer que otros los están tratando de dañar, o sentir que están siendo espiados. Con una línea tan borrosa entre lo real y lo imaginario, la esquizofrenia hace difícil, hasta atemorizante, realizar las actividades de la vida diaria, Como respuesta, las personas con esquizofrenia pueden retraerse del mundo exterior y actuar con confusión y miedo.

La mayor parte de los casos de esquizofrenia se manifiestan en la adolescencia tardía o el adulto joven. Sin embargo, la esquizofrenia puede aparecer por primera vez a una edad media o inclusive después. En casos raros, la esquizofrenia puede inclusive afectar a niños y adolescentes muy jóvenes, aunque los síntomas son ligeramente diferentes. En general, mientras más temprano se desarrolle la esquizofrenia, lo más severa que es. La esquizofrenia también tiende a ser más severa en los hombres que en las mujeres.

Aunque la esquizofrenia es un desorden crónico, hay ayuda disponible. Con apoyo, medicamentos y terapia, muchas personas con esquizofrenia son capaces de funcionar de manera independiente y vivir con plenitud. Sin embargo, la perspectiva de la esquizofrenia es mejor cuando es diagnosticada y tratada de inmediato. Si percibes las señales y los síntomas de la esquizofrenia y buscas ayuda de inmediato, tú, o tu ser querido, podrán tomar ventaja de los diversos tratamientos disponibles y mejorar las posibilidades de recuperación.

Malos entendidos comunes sobre la esquizofrenia

MITO: La esquizofrenia se refiere a una "doble personalidad" o múltiples personalidades
HECHO: El trastorno de múltiples personalidades es diferente y mucho menos común que la esquizofrenia. Las personas con esquizofrenia no tienen doble

personalidad. En lugar de esto, están "partidos" de la realidad.

MITO: La esquizofrenia es una condición rara.
HECHO: La esquizofrenia no es rara, el riesgo en una vida de desarrollar esquizofrenia está ampliamente aceptado en ser de 1 en 100.

MITO: Las personas con esquizofrenia son peligrosas
HECHO: Aunque los pensamientos fantasiosos y alucinaciones de la esquizofrenia a menudo llevan a una conducta violenta, la mayoría de las personas con esquizofrenia no son ni violentas ni un peligro para otros.

MITO: No se puede ayudar a las personas con esquizofrenia.
HECHO: Mientras que el tratamiento a largo plazo no pueda ser requerido, la perspectiva de la esquizofrenia no es desesperanzadora. Cuando es tratada correctamente, muchas personas con esquizofrenia son capaces de disfrutar de la vida y funcionar en sus familias y comunidades.

Señales tempranas de aviso de la esquizofrenia

En algunas personas, la esquizofrenia aparece repentinamente y sin previo aviso. Pero para la mayoría, se manifiesta poco a poco, con señales de alerta sutiles y un declive gradual en la funcionalidad antes del primer episodio severo. Muchos amigos y miembros de la familia de la persona con esquizofrenia reportan haber sabido tempranamente de que algo andaba mal con su ser querido, sin saber exactamente qué era.

En la fase temprana, las personas con esquizofrenia a menudo aparecen como excéntricas, desmotivadas, frías y recluidas. Se aíslan, empiezan a descuidar su apariencia, dicen cosas peculiares y muestra una indiferencia generalizada a la vida. Pueden abandonar sus pasatiempos y actividades y su desempeño en el trabajo o la escuela se deterioran.

Las señales tempranas de aviso más comunes de la esquizofrenia incluyen:

- Aislamiento social
- Hostilidad o suspicacia
- Deterioro de la higiene personal
- Mirada fría, sin expresión
- Incapacidad para llorar o mostrar alegría
- Lloriqueo o risa inapropiadas
- Depresión
- Dormir de más o insomnio
- Comentarios extraños o irracionales
- Olvidadizo, incapaz de concentrarse
- Reacciones extremas a la crítica
- Uso extraño de las palabras o de la forma de hablar

Mientras que estas señales de alerta pueden resultar de un gran número de problemas, no solo de la esquizofrenia, son motivo de preocupación. Cuando la conducta fuera-de-lo-ordinario te está provocando problemas en tu vida o en la vida de un ser querido, busca la opinión de un médico. Si la causa es la esquizofrenia u otro problema mental, el tratamiento te va a ayudar.

Señales y síntomas de la esquizofrenia

Hay cinco tipos de síntomas característicos de la esquizofrenia: delirios, alucinaciones, habla desorganizada, conducta desorganizada y los tal llamados "síntomas" negativos". Sin embargo, las señales y los síntomas de la esquizofrenia varían dramáticamente de persona a persona, tanto en el patrón como en la severidad. No toda persona con esquizofrenia padecerá todos los síntomas y los síntomas de la esquizofrenia también pueden cambiar con el tiempo.

Delirios

Un delirio es una idea fuertemente sostenida que una persona tiene a pesar de una clara y obvia evidencia de que no es verdad. Los delirios son extremadamente comunes en la esquizofrenia y ocurren en más del 90% de aquellos que la padecen. A menudo, estos delirios implican ideas ilógicas, bizarras o fantasías. Las delirios de la esquizofrenia incluyen:

- **Delirios de persecución** - La creencia de que otros, a menudo un vago "ellos", están por atraparlo. Estos delirios de persecución a menudo implican ideas bizarras o complots, p. ej. "los extraterrestres están tratando de envenenarme con partículas radioactivas a través del agua de mi casa"

- **Delirios de referencia** - Un evento ambiental neutral es interpretado como tener un significado personal y especial. Por ejemplo, una persona con esquizofrenia puede creer que un anuncio o una persona en la televisión le está enviando un mensaje específicamente a él.
- **Delirios de grandeza** - La creencia de que uno es una personaje famoso o importante, tal como Jesucristo o Napoleón. Alternativamente, los delirios de grandeza pueden implicar la creencia de que uno tiene poderes inusuales que nadie más tiene, por ejemplo, la habilidad para volar.
- **Delirios de control** - La creencia de que los pensamientos y las acciones de uno están siendo controladas por fuerzas externas alienígenas. Los delirios comunes de control incluyen la transmisión - "mis pensamientos privados están siendo transmitidos a otros" - la inserción de pensamientos - "alguien está plantando pensamientos en mi mente"- y la supresión de pensamientos - "el gobierno me está robando mis pensamientos."

Alucinaciones

Las alucinaciones son sonidos y otras sensaciones experimentadas como reales cuando solo existen en la mente de la persona. Cuando las alucinaciones implican cualquiera de los cinco sentido, alucinaciones auditivas, p. ej. escuchar voces o cualquier otro sonido, son más comunes. Las alucinaciones visuales son también relativamente comunes en la esquizofrenia. La investigación sugiere que las alucinaciones auditivas suceden cuando las personas malinterpretan su diálogo interno como proveniente del exterior.

Las alucinaciones esquizofrénicas son a menudo significativas para la personas que las padece. Muchas veces, las voces son de alguien a quien conocen. Más comúnmente, las voces son críticas, vulgares o abusivas. Las alucinaciones tienden a empeorar cuando la persona está sola.

Habla desorganizada

El pensamiento fragmentado es característico de la esquizofrenia. Externamente, puede ser observado por la manera en la que habla la persona. Las personas con esquizofrenia tienden a tener problemas para concentrarse y mantener un flujo de pensamientos. Pueden responder a preguntas con respuestas irrelevantes, iniciar oraciones con un tema y terminar en algo completamente distinto, hablar incoherentemente, o decir cosas ilógicas

Las señales del habla desorganizada en la esquizofrenia incluyen:

- **Asociaciones sin sentido** - Cambiar rápidamente de un tema a otro, sin ninguna conexión entre un pensamiento y el otro.
- **Neologismos** - Palabras o frases inventadas por el enfermo que solo tienen sentido para él

146

- **Perserveración** - Repetición de palabras y frases, diciendo lo mismo una y otra vez.
- **Repicar** - Uso sin sentido de palabras que riman.

Comportamiento desorganizado

La esquizofrenia desorganiza las actividades orientadas a metas, provocando limitaciones en la habilidad de la persona a cuidar de sí mismo, trabajar e interactuar con otros. El comportamiento desorganizado se percibe como:

- Un declive en el desempeño diario
- Respuestas emocionales impredecibles o inapropiadas
- Conductas que son bizarras y no tienen propósito
- Falta de inhibición o de control de impulsos

Síntomas negativos - ausencia de comportamientos

Los llamados síntomas "negativos" de la esquizofrenia se refieren a la ausencia de conductas normales propias de individuos normales. Los síntomas negativos comunes de la esquizofrenia incluyen:

- **Ausencia de expresión emocional** - Cara sin expresión, lo que incluye una voz plana, ausencia de contacto visual y expresiones faciales restringidas o inexistentes.
- **Pérdida de interés o entusiasmo** - Problemas de motivación, pérdida del cuidado personal.
- **Dificultad al hablar y anormalidades -** Inhabilidad de mantener una conversación,

respuestas cortas y a veces incoherentes a preguntas, hablar monótonamente.

Causas de la esquizofrenia

Las causas de la esquizofrenia no son plenamente conocidas. Sin embargo, parece ser que la esquizofrenia a menudo es la consecuencia de interacciones complejas entre factores genéticos y ambientales

Causas genéticas de la esquizofrenia

La esquizofrenia tiene un componente genético muy fuerte. Las personas con un pariente en primer grado (un progenitor o hermano) que tiene esquizofrenia tiene un 10% de desarrollarla, en oposición al 1% de prevalencia en la población en general.

Pero la esquizofrenia solo está influenciada por la genética y no está determinada por ella. Mientras que la esquizofrenia corre en familias, como 60% de los que la padecen no tienen parientes que la padezcan. Más aún, los individuos genéticamente predispuestos a la esquizofrenia, no siempre la desarrollan, lo que muestra que la biología no es destino.

Factores ambientales que causan esquizofrenia

Estudios con gemelos y adopciones sugieren que los genes hereditarios hacen a una persona vulnerable a la esquizofrenia y luego los factores ambientales actúan en esta vulnerabilidad para disparar el desorden.

La esquizofrenia, señales, tipos y causas

En lo que respecta a los factores ambientales, más y más investigación está apuntando al estrés, bien sea durante el embarazo o en una etapa posterior del crecimiento. Se cree que altos niveles de estrés disparan la esquizofrenia incrementando la producción en el cuerpo de cortisol.

La investigación señala que diversos factores ambientales que producen estrés que y puedan estar involucrados en la aparición de la esquizofrenia incluyen:

- Exposición prenatal a infecciones virales
- Niveles bajos de oxigenación en el nacimientos - por un trabajo de parto prolongado o un nacimiento prematuro
- Exposición a un virus durante la infancia
- Pérdida temprana de un progenitor o separación
- Abuso físico o sexual durante la infancia

Estructura anormal del cerebro

Además de una química cerebral anormal, anormalidades en la estructura del cerebro también pueden jugar un rol en la esquizofrenia. Se han visto ventrículos agrandados en el cerebro de algunos esquizofrénicos, indicando un déficit del volumen del tejido del cerebro. También hay evidencia de una actividad baja anormal en el lóbulo frontal, el área del cerebro responsable por la planeación, razonamiento y toma de decisiones.

Algunos estudios sugieren que las anormalidades en los lóbulos temporales, hipocampo y amígdala están

149

conectadas a los síntomas positivos de la esquizofrenia. Pero a pesar de la evidencia de las anormalidades del cerebro, es muy poco probable que la esquizofrenia sea el resultado de tan solo un problema en cualesquier región del cerebro.

Efectos de la esquizofrenia

Cuando las señales y los síntomas de la esquizofrenia son ignorados o tratados inadecuadamente, los efectos pueden ser devastadores, tanto para el individuo con la enfermedad como a aquellos que lo rodean. Algunos de los efectos posibles de la esquizofrenia son:

- **Problemas en las relaciones.** Las relaciones sufren porque las personas con la esquizofrenia a menudo se retraen y se aíslan. La paranoia puede provocar que una persona con esquizofrenia se haga sospechosa de los amigos y la familia

- **Perturbación de las actividades diarias.** La esquizofrenia provoca disrupciones significativas al funcionamiento diario, tanto por las dificultades sociales y porque las labores del día se tornan extremadamente difíciles, si no es que imposibles en ejecutar. Los delirios de la persona con esquizofrenia, las alucinaciones, los pensamientos desordenados, le impiden hacer cosas normales como bañarse, comer, o hacer compras.

- **Abuso del alcohol y de las drogas.** Las personas con esquizofrenia frecuentemente desarrollan problemas con el uso del alcohol y de las drogas en un intento por auto-medicarse, o aliviar los síntomas. Además, pueden ser fuertes fumadores, una situación que complica aún más el cuadro ya que la nicotina del cigarro puede interferir con la efectividad de los medicamentos recetados para el desorden.

- **Riesgo incrementado de suicidio.** Las personas con esquizofrenia tienen un alto riesgo de intentos de suicidio. Cualquier charla de suicidio, amenazas, o gestos deben ser tomados muy seriamente. Las personas con esquizofrenia son especialmente propensas a cometer suicidio durante los episodios psicóticos, durante los períodos de depresión y en los primeros seis meses de haber iniciado el tratamiento.

El diagnóstico de la esquizofrenia

El diagnóstico de la esquizofrénica se hace basándose en una evaluación psiquiátrica completa, historia médica, examen físico y pruebas de laboratorio.

- **Evaluación psiquiátrica** - El médico o psiquiatra hará una serie de preguntas sobre tus síntomas o los de tu ser querido, su historia psiquiátrica y una historia familiar de problemas de salud mental.
- **Historia médica y examen** - Tu médico te preguntará sobre tu salud personal y la de tu familia. Hará un examen físico completo para indagar por asuntos médicos que pudieran estar causando o contribuyendo al problema.
- **Exámenes de laboratorio** - Mientras que no hay pruebas de laboratorio que puedan diagnosticar la esquizofrenia, pruebas simples de sangre y de orina pueden descartar otras causas médicas de los

síntomas. El médico también puede ordenar un mapeo del cerebro, tales como una resonancia magnética o CT, para buscar anomalías en el cerebro asociadas a la esquizofrenia.

Los profesionales de la salud mental utilizan el siguiente criterio para diagnosticar la esquizofrenia:

- **La presencia de dos o más de los siguientes síntomas por lo menos 30 días**:
  1. Alucinaciones
  2. Delirios
  3. Habla desorganizada
  4. Conducta desorganizada o catatónica
  5. Síntomas negativos (sin emociones, apatía, sin hablar)
- **Problemas significativos funcionando** en el trabajo o en la escuela, relacionados con otras personas y en darse cuidados a sí mismo.
- **Señales continuas de esquizofrenia** en por lo menos 6 meses, con síntomas activos (alucinaciones, delirios, etc.) en por lo menos 1 mes.
- **No existe otro trastorno de salud mental, asunto médico, o problema de abuso de sustancias que esté provocando los síntomas.**

Condiciones que se pueden parecer a la esquizofrenia

Las condiciones médicas y psicológicas que el médico debe descartar antes de dar un diagnóstico de esquizofrenia incluyen:

- **Otros trastornos psicóticos** - La esquizofrenia es un tipo de trastorno psicótico, lo que significa que implica una pérdida significativa del contacto con la realidad. Pero existen otros trastornos psicóticos que provocan síntomas de psicosis, incluyendo trastorno psico-afectivo, trastorno esquizofreniforme y breves trastornos psicóticos. Por la dificultad en diferenciar entre los desórdenes psicóticos, puede tomar seis meses o más llegar al diagnóstico correcto.
- **Abuso de sustancias** - Los síntomas psicóticos pueden ser disparados por muchas drogas, lo que incluye al alcohol, PCP, heroína, anfetaminas y cocaína. Algunos medicamentos de farmacia y medicamentos de receta también pueden disparar reacciones psicóticas. Un tramado toxicológico puede descartar una psicosis inducida por sustancias. Si está implicado el abuso de sustancias, el médico determinará si la sustancia es la fuente de los síntomas o tan solo un factor agravante.
- **Condiciones médicas** - Síntomas del tipo de la esquizofrenia pueden ser la consecuencia de ciertos desórdenes neurológicos - tales como la epilepsia, tumores cerebrales y encefalitis, disturbios endocrinológicos y metabólicos y

153

condiciones autoinmunes que implican el sistema nervioso central

- **Trastornos afectivos** - La esquizofrenia a menudo implica cambios de ánimo, lo que incluye manía y depresión. Mientras que estos cambios son típicamente menos severos que los vistos en el trastorno bipolar y el trastorno depresivo mayor, puede hacer engañoso el diagnóstico. La esquizofrenia es particularmente difícil de distinguir del trastorno bipolar. Los síntomas positivos de la esquizofrenia (delirios, alucinaciones y hablar desorganizada) pudiera parecer un episodio maníaco del trastorno bipolar, mientras que los síntomas negativos de la esquizofrenia (apatía, aislamiento social y baja energía) puedan verse como un episodio depresivo.

- **Trastorno de estrés postraumático (TEPT)** - TEPT es un trastorno de ansiedad que se puede desarrollar después de haber quedado expuesto a un evento traumático, tal como el combate militar, un accidente, o un asalto violento. Las personas con TEPT manifiestan síntomas similares a los de la esquizofrenia. Las imágenes, sonidos y aromas de las regresiones del TEPT pudieran verse como alucinaciones psicóticas. Los síntomas entumescedores del TEPT pueden parecerse a los síntomas negativos de la esquizofrenia.

Esperanza para la esquizofrenia

Las opciones en el tratamiento de la esquizofrenia son buenas y la perspectiva para el desorden sigue mejorando. Con medicamentos, terapia y una red de apoyo sólida, muchas personas con esquizofrenia son capaces de controlar sus síntomas, ganar una mayor independencia y vivir vidas plenas.

Si tú crees que alguien cerca de ti tiene esquizofrenia, puedes hacer la diferencia mostrando tu amor y tu apoyo y ayudar que esa persona sea evaluada y tratada apropiadamente.

Trastorno de estrés postraumático (TEPT)

Síntomas, tratamiento y auto-ayuda para el TEPT

Después de una experiencia traumática, es normal sentirse asustado, triste, ansioso y desorientado. Pero si el malestar no desaparece y te sientes atorado con una sensación continua de peligro y recuerdos dolorosos, puedes estar sufriendo de trastorno de estrés postraumático (TEPT). Pudiera parecer que nunca te vas a poder sobreponer a lo que sucedió o sentirte normal nuevamente. Pero buscando tratamiento, buscando apoyo y desarrollando nuevas habilidades de manejo de vida, puedes sobreponerte al TEPT y seguir adelante con tu vida.

¿Qué es el trastorno de estrés postraumático (TEPT)?

El trastorno de estrés postraumático (TEPT) se puede desarrollar después de un evento traumático que amenace tu seguridad o te haga sentir indefenso.

La mayoría de las personas asocia el TEPT con soldados traumados con la guerra - y el combate militar es la causa más común en los hombres - pero una experiencia perturbadora de la vida puede disparar el TEPT, especialmente si el evento se siente impredecible e incontrolable.

El trastorno de estrés postraumático (TEPT) puede afectar a aquellos que han sufrido una catástrofe personal, aquellos que la presenciaron y aquellos que recogieron los pedazos después, incluyendo a los trabajadores de emergencia y los oficiales de la ley. Inclusive puede ocurrir en los amigos y los miembros de la familia de aquellos que pasaron a través del trauma.

El TEPT se desarrolla de maneras diferentes de persona a persona. Mientras que los síntomas del TEPT se desarrollan por lo regular unas horas o días después del evento traumático, puede inclusive llevar semanas, meses o años antes de que aparezca.

Eventos traumáticos que pueden provocar TEPT:

- Guerra
- Desastres naturales
- Accidentes de automóvil o avión
- Ataques terroristas
- Muerte súbita de un ser querido
- Violación
- Secuestro
- Abuso sexual o físico
- Abandono infantil

O cualquier evento devastador que te deje atorado y sintiéndote indefenso y desamparado

La diferencia entre el TEPT y una respuesta normal a un trauma

Los eventos traumáticos que provocan un trastorno de estrés postraumático son por lo general tan perturbadores y terroríficos que alterarían a cualquiera. Después de un evento traumático, casi todos experimentan al menos uno de los síntomas del TEPT. Cuando sientes que tu seguridad y confianza han sido aniquiladas, es normal sentirse desorientado, desconectado, o entumecido. Es muy común tener pesadillas, sentir miedo y tener dificultad para dejar de pensar en lo que sucedió. **Estas son reacciones normales a eventos anormales.**

Sin embargo, para la mayoría de las personas, estos síntomas son de corta duración. Pueden permanecer algunos días, o inclusive semanas, pero gradualmente desaparecen. Pero si tienes trastorno de estrés postraumático (TEPT), los síntomas no desaparecen; no te sientes un poco mejor cada día. De hecho, puedes empezar a sentirte peor.

Una respuesta normal a un trauma se convierte en TEPT cuando te quedas atorado

Después de una experiencia traumática, la mente y el cuerpo están en shock. Pero conforme le das sentido a lo que sucedió y procesas tus emociones, te sales de el. Con el trastorno de estrés postraumático (TEPT), sin embargo, te mantienes en un shock psicológico permanente. Tu recuerdo de lo que sucedió y tus sentimientos sobre ellos están desconectados. Para seguir con tu vida, es importante darles la cara y sentir tus recuerdos y emociones.

Señales y síntomas del trastorno de estrés postraumático (TEPT)

Los síntomas del trastorno de estrés postraumático (TEPT) pueden incrementarse súbitamente, gradualmente, o llegar o irse con el tiempo. Algunas veces los síntomas aparecen aparentemente de la nada. En otros momentos, son disparados por algo que te recuerda el evento traumático original, tal como un ruido, una imagen, ciertas palabras, o un aroma. Mientras que todos experimentan el TEPT de maneras diferentes, hay tres tipos de síntomas:

1. Re-experimentar el evento traumático
2. Evitar recordatorios del trauma
3. Ansiedad incrementada y excitación emocional

Síntomas del TEPT: Re-experimentar el evento traumático

- Recuerdos intrusivos, molestos, del evento
- Retrocesos al pasado; actuar o sentir como si el evento estuviera sucediendo nuevamente
- Pesadillas; bien sea del evento o de otras cosas aterradoras
- Sentimientos de perturbación intensa cuando te recuerdan el trauma
- Reacciones física intensas a lo que te recuerda el evento; p. ej. palpitaciones, aceleración de la respiración, nausea, tensión muscular, sudoración.

Trastorno de estrés postraumático (TEPT)

Síntomas del TEPT: Negación e insensibilización

- Evitar actividades, lugares, pensamientos o sentimientos que te recuerden el trauma
- Inhabilidad en recordar sucesos importantes del trauma
- Pérdida de interés en actividades y la vida en general
- Sentir no pertenecer a otros y emocionalmente entumido
- Sentir un futuro limitado; crees que no vas a vivir una vida normal, casarte, tener una carrera.

Síntomas del TEPT: Ansiedad en aumento y excitación emocional

- Dificultad para conciliar el sueño o permanecer dormido
- Irritabilidad y explosiones de enojo
- Dificultad para concentrarte
- Híper-vigilancia; estar en alerta constante
- Sentirse nervioso o inquietarse fácilmente

Otros síntomas comunes del trastorno de estrés postraumático (TEPT)

- Enojo e irritabilidad
- Culpa, pena o auto-culparse
- Abuso de sustancias
- Sentimientos de desconfianza
- Depresión y desesperanza
- Pensamientos y sentimientos suicidas
- Sentirse enajenado y solo

- Dolores físicos

Síntomas de TEPT en niños y adolescentes

En los niños, especialmente en aquellos que están muy jóvenes, los síntomas del TEPT pueden ser diferentes a los síntomas en los adultos. Los síntomas en los niños incluyen:

- Miedo a ser separado del progenitor
- Perder habilidades previamente adquiridas; tales como ir al baño, hablar.
- Problemas para conciliar el sueño y pesadillas sin un contenido reconocible
- Juegos sombríos y compulsivos en donde los temas o los aspectos del trauma son repetidos
- Fobias nuevas y ansiedades que parecen no estar relacionadas al trauma; tal como miedo a los monstruos
- Actuar el trauma a través del juego, historias, o dibujos
- Dolores sin causa aparente
- Irritabilidad y agresión

Causas y factores de riesgo en el trastorno de estrés postraumático (TEPT)

Aunque es imposible predecir quien va a desarrollar TEPT en respuesta al trauma, existen ciertos factores de riesgo que incrementan la vulnerabilidad

Muchos factores de riesgo giran en torno a la naturaleza del evento traumático en sí. Los eventos

162

traumáticos son más propensos a causar TEPT cuando implican una amenaza severa a tu vida o a tu seguridad personal: mientras más prolongada y extrema sea la amenaza, mayor será el riesgo de desarrollar TEPT. Daños intencionales, infligidos por humanos, tales como la violación, abuso y tortura, también tienden a ser más traumáticos que los "actos de Dios" o accidentes más impersonales y desastres. La extensión a la cual el evento traumático era inesperado, incontrolable e ineludible también juega un rol.

Otros factores de riesgo del TEPT incluyen:

- Experiencias traumáticas previas, especialmente en la edad temprana
- Una historia familiar de TEPT o de depresión.
- Una historia de abusos físicos o sexuales
- Una historia de abuso de sustancias
- Una historia de depresión, ansiedad y otras enfermedades mentales
- Altos niveles de estrés en la vida diaria
- Falta de apoyo después del trauma
- Ausencia de habilidades de afrontamiento

Obteniendo ayuda para el trastorno de estrés postraumático (TEPT)

Si sospechas que tú o un ser querido tiene trastorno de estrés postraumático (TEPT), es importante buscar ayuda inmediatamente. Mientras más rápido se confronte el TEPT, lo más fácil será sobreponerse a él. Si estás reacio a buscar ayuda, ten en mente que el TEPT no es una señal de debilidad y la única forma de sobreponerlo es confrontar lo que te pasó y aprender a aceptarlo como parte de tu pasado. Este proceso es más sencillo con la guía y apoyo de un terapeuta experimentado o médico.

Es muy natural querer evitar recuerdos y sentimientos dolorosos. Pero si tratas de endurecerte y reprimir tus recuerdos, el trastorno de estrés postraumático va a empeorar. No puedes escapar por completo a tus emociones, emergen bajo estrés o cuando bajas la guardia, y tratar de hacerlo es agotador. La negación ultimadamente va a dañar tus relaciones, tu habilidad para funcionar y la calidad de tu vida.

¿Por qué debo de buscar ayuda para el TEPT?

- **El tratamiento a tiempo es mejor.** Los síntomas del TEPT pueden empeorar. Tratar con ellos ahora puede detener que se hagan peores en el futuro. Informarte más acerca de los tratamientos que funcionen, donde buscar ayuda y qué tipo de preguntas hacer puede facilitar mucho obtener ayuda y tener buenos resultados.
- **Los síntomas del TEPT pueden cambiar tu vida de familia.** Los síntomas del TEPT pueden interferir tu vida familiar. Puedes hallar que te estás alejando de tus seres queridos, que no eres capaz de convivir con la gente, o de que te enojas sin razón o te tornas violento. Obtener ayuda para tu TEPT puede ayudarte a mejorar tu vida familiar.
- **El TEPT puede estar relacionado a otros problemas de salud.** Los síntomas del TEPT

pueden empeorar problemas de salud. Por ejemplo, estudios han mostrado una relación entre el TEPT y los problemas del corazón. Obteniendo ayuda para tu TEPT también puedes mejorar tu salud física

Tratamiento para el trastorno de estrés postraumático (TEPT)

El tratamiento para el TEPT alivia los síntomas ayudándote a confrontar el trauma que has experimentado. En lugar de evitar el trauma y cualquier recordatorio de él, el tratamiento te va a motivar a recordar y procesar las emociones y las sensaciones que sentiste durante el evento original. Además de ofrecer una salida a las emociones que has reprimido, el tratamiento para el TEPT también te ayudará a restaurar tu sentido de control y reducir la poderosa sujeción que el recuerdo del trauma tiene en tu vida.

En el tratamiento del TEPT, tú:

- Explorarás tus pensamientos y sentimientos acerca del trauma
- Trabajarás a través de los sentimientos de culpa, auto-sabotaje y desconfianza
- Aprenderás a encarar y controlar los recuerdos intrusivos
- Dirigirás problemas que el TEPT ha provocado en tu vida y relaciones

Tipos de tratamientos para el trastorno de estrés postraumático

- **Terapia cognitivo-conductual dirigida al trauma.** La terapia cognitivo conductual para el TEPT y el trauma involucra "exponerte" con cuidado y gradualmente a los pensamientos, sentimientos y situaciones que te recuerdan el trauma. La terapia también implica identificar los pensamientos que pesan en el evento traumático, particularmente los pensamientos que están distorsionados y son irracionales, y suplirlos con un esquema más balanceado.
- **Terapia familiar.** Ya que el TEPT te afecta tanto a ti como a los que están cerca de ti, la terapia familiar puede ser especialmente productiva. La terapia familiar puede ayudar a tus seres queridos a comprender por lo que estás pasando. También puede ayudar a todos en tu familia comunicarse mejor y trabajar a través de problemas de relación causados por los síntomas del TEPT.
- **Medicamentos.** A veces son recetados a las personas con TEPT para aliviar síntomas secundarios de depresión o ansiedad. Los antidepresivos son medicamentos utilizados a menudo en el TEPT. Mientras que los antidepresivos pueden ayudarte a sentirte menos triste, preocupado, o nervioso, no tratan las causas del TEPT
- **DRMO (De sensibilización y reprocesamiento del movimiento ocular).** Incorpora elementos de la terapia cognitivo-conductual con el movimiento ocular y otras formas de estimulación rítmica, de

derecha a izquierda, tal como aplausos con las manos o sonidos. Los movimientos oculares y otras formas bilaterales de estimulación se cree que trabajan "destrabando" el procesamiento de la información del cerebro, la cual es interrumpida en momentos de estrés extremo.

Encontrando a un terapeuta para el trastorno de estrés postraumático

Al buscar a un terapeuta para el trastorno de estrés postraumático /TEPT, busca profesionales de la salud mental que se especialicen en el tratamiento del trauma y el TEPT. Puedes comenzar preguntándole a tu médico si te puede referir a un terapeuta con experiencia en el tratamiento del trauma. Quizás también quieras preguntarle a otros sobrevivientes del trauma por sus recomendaciones, o llamar a una clínica local de salud mental, un hospital psiquiátrico o un centro de asistencia social.

Más allá de las credenciales y experiencia, es importante encontrar un terapeuta de TEPT que te haga sentir confortable y seguro, para que no haya miedo adicional o ansiedad del tratamiento en sí mismo. Confía en tus instintos; si no te sientes bien con ese terapeuta, busca a otro. Para que la terapia te funcione, necesitas sentir que te respetan y te comprenden.

Tratamiento de auto-ayuda para el trastorno de estrés postraumático

La recuperación del trastorno de estrés postraumático (TEPT) es un proceso gradual y constante. La sanación no se da de la noche a la mañana, ni los recuerdos del trauma desaparecen por completo. Esto puede hacer que la vida sea difícil a veces. Pero hay muchas cosas que puedes hacer para confrontar los síntomas residuales y reducir ut ansiedad y tu miedo.

TEPT Sugerencia de auto-ayuda 1: Busca a otros para que te apoyen

El trastorno de estrés postraumático (TEPT) puede hacerte sentir desconectado de otros. Puedes sentirte tentado y retirarte de actividades sociales y de tus seres queridos. Pero es importante que te mantengas conectado a la vida y a las personas que se preocupan por ti. El apoyo de otras personas es vital para tu recuperación del TEPT, por lo que pídele a tus amigos y miembros de tu familia que te ayuden durante estos momentos difíciles.

También considera unirte a un grupo de sobrevivientes del mismo tipo de trauma que experimentaste. Los grupos de apoyo para el trastorno de estrés postraumático (TEPT) te pueden ayudar a sentirte menos aislado y solo. También brindan información invaluable en cómo encarar los síntomas y trabajar en la recuperación. Si no puedes encontrar un grupo de apoyo en tu área, busca a un grupo en internet.

TEPT Sugerencia de auto-ayuda 2: Evita el alcohol y las drogas

Cuando estás batallando con emociones difíciles y recuerdos traumáticos, puedes sentir la tentación de auto-medicarte con alcohol o drogas. Pero mientras que el alcohol o las drogas pueden hacerte sentir bien temporalmente, hacen que el trastorno de estrés post-traumático (TEPT) empeore a la larga. El uso de sustancias empeora muchos de los síntomas del TEPT, incluyendo el endurecimiento emocional, aislamiento social, enojo y depresión. También interfiere con el tratamiento y puede sumarse a los problemas en tu casa y en tus relaciones.

TEPT Sugerencia de auto-ayuda 3: Reta tu sentimiento de desesperanza

Sobreponerte a tu sentido de desesperanza es vital para sobreponerte al trastorno de estrés postraumático (TEPT). El trauma te deja sintiéndote impotente y vulnerable. Es importante que recuerdes que tienes la fortaleza y las habilidades para encarar y sacarte adelante en los momentos difíciles.

Una de las mejores maneras de reclamar tu sentido de vida y poder es ayudando a otros: ofrécete como voluntario, dona sangre, ayuda a un amigo, o has una donación a tu fundación favorita. Tomar una acción positiva reta directamente el sentimiento de desesperanza que es un síntoma común en el TEPT.

Formas positivas de hacer frente al TEPT:

- Aprende más acerca del trauma y del TEPT

- Únete a un grupo de apoyo de TEPT
- Practica técnicas de relajación
- Busca actividades al aire libre
- Tenle confianza a la personas en las que confías
- Pasa tiempo con personas positivas
- Evita el alcohol y las drogas
- Disfruta la paz de la naturaleza

TEPT Sugerencia de Auto-ayuda 4: Pasa tiempo en la naturaleza

Busca grupos que te ofrezcan excursiones en la naturaleza. El turismo ecológico es una de estas formas. La evidencia anecdótica sugiere que buscar actividades al aire libre, como caminar en el campo, rafting y deportes como bicicleta de montaña ayudan a sobreponerse al TEPT y mejoran el desempeño social.

Enfocarte en actividades al aire libre extremas también puede ayudarte a confrontar tu sentido de desesperanza y ayudar a tu sistema nervioso a "destrabarse" y salir adelante del evento traumático. Busca organizaciones de turismo ecológico que ofrezcan estas oportunidades.

El trastorno de estrés postraumático y la familia

Si un ser querido tiene trastorno de estrés postraumático (TEPT), es esencial que te cuides y obtengas apoyo adicional. El TEPT, si lo permites, puede significar una carga muy pesada en la familia. Puede ser difícil comprender por qué tu ser querido no se abre contigo, porqué es menos afectivo y más volátil. Los síntomas del TEPT también pueden dar como resultado la pérdida del empleo o la inhabilidad para trabajar, abuso de sustancias y otros problemas estresantes.

Permitir que el TEPT del miembro de tu familia dominen tu vida ignorando tus propias necesidades es una receta segura para fracasar. En orden de que puedas cuidar de tu ser amado, primero necesitas darte cuidado a ti. También es bueno que aprendas todo lo que puedas sobre el trastorno de estrés postraumático (TEPT). Mientras más sepas sobre los síntomas y las opciones de tratamiento, lo mejor equipado que vas a estar para ayudar a tu ser querido y mantener las cosas en perspectiva.

Ayudando a un ser querido con TEPT

- **Sé paciente y comprensivo.** Recuperarse lleva tiempo, aún cuando la persona esté comprometida con el tratamiento por el TEPT. Sé paciente con el ritmo de recuperación u ofrece una simpatía y escucha. Una persona con TEPT puede necesitar hablar sobre el evento traumático una y otra vez. Esto es parte del proceso de sanación, de modo que evita la tentación de decirle a tu ser querido que deje de repetir el pasado y camine hacia delante.
- **Trata de anticiparte y prepárate para los disparadores del TEPT.** Los disparadores comunes incluyen fechas de aniversario; personas o lugares asociados con el trauma; y ciertas vistas, sonidos o aromas. Si estás consciente de qué es lo que dispara una reacción indeseable, estarás en

una mejor posición para ofrecer tu apoyo y ayuda para que tu ser querido se tranquilice.

- **No tomes los síntomas del TEPT de manera personal.** Los síntomas comunes del trastorno de estrés postraumáticos (TEPT) incluyen endurecimiento emocional, enojo y aislamiento. Si tu ser amado parece distante, irritable, o cerrado, recuerda que esto quizá no tiene nada que ver contigo o con tu relación.

- **No presiones a tu ser querido a hablar.** Es muy difícil para las personas con TEPT hablar sobre sus experiencias traumáticas. Para algunos, hasta puede hacer que las cosas se pongan peor. Nunca trates de forzar a tu ser querido a abrirse. Deja que la persona sepa, sin embargo, que estás ahí disponible cuando quiera hablar.